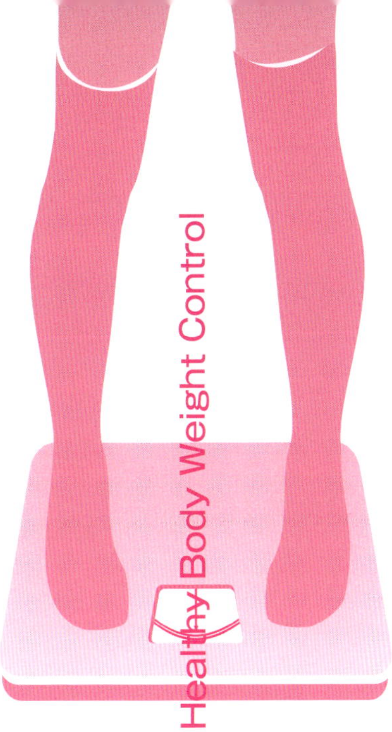

もうダイエットはやめよう!

ボディウェイト・コントロール

健康のための体重調節

西端 泉＝著
川崎市立看護短期大学 教授

Round Flat

はじめに

あなたがこの本に興味を持たれたということは、何らかの理由で「やせたい」と思っておられるからでしょう。しかし、この本は、「やせるため」だけの本ではありません。

日本では、特に若い女性を中心に、健康上はやせる必要がないのに、中には健康上は太ったほうがよい人まで、「やせたい」と思っています。この本は、そのような健康上問題のある日本の現状を知っていただくためにも書きました。もちろん、肥満していて、本当にやせる必要がある人には、真に科学的に健康を向上させることにつながる減量方法を知っていただくことが、この本の主な目的です。

医学上、減量する必要があるのは、肥満していて（当たり前ですが）、そして肥満と関連する病気や障害がすでに発生している場合と、今は発生していなくても将来的に肥満と関連する病気や障害が発生する可能性が高いと予測される場合です。そうでなければ、見かけ上ひどく肥満しているとしても減量する必要はありません。

私は、20年近く、看護師を育てる仕事を続けています。私の本来の専門は体育学です。看護師は、糖尿病、高血圧、心疾患などの生活習慣病を有する患者さんに対する生活指導を行う能力が必要です。そして、糖尿病、高血圧、心臓病などを引き起こす要因の1つとして重要なのが肥満です。このため、私が担当する講義の中では、多くの時間をかけて肥満の問題や、肥満を解消する方法（減量方法）について解説をします。

学生の多くは、若くて、健康で、そしてスリムな女性です。それなのに「やせたい」といいます。そして、次々と現れては短期間に消えていくいわゆるダイエット法に振り回されているようです。

看護師を目指す、病態生理学などの専門的な勉強をしている学生ですらこのような状況ですから、一般の人たちの多くは、「医学的に減量の必要性を判断する」ことや、そして、減量することよりも「減量できた状態を維持することの方がはるかに大切である」ことをご存じないと思います。

私は、大学院の学生だった頃から、エアロビックダンスなどのフィットネスインストラクターを育てる仕事も続けています。「部分だけ痩身」はできないことが科学的に証明されており、国内外の公的な機関も「できない」と表明しています。それにも関わらず、多くのインストラクターは、いまだに「この運動をすると、この部分が引き締まる」などという、詐欺まがいの運動指導を続けています。

結論から先に申し上げますと、減量を行う場合は、食事制限ではなく、身体活動量を増加させることを中心に考える必要があります。このため、本書では、具体的な食事制限の方法については解説しません。食事制限のことを解説したいわゆる「ダイエット本」は無数にありますので、本書の内容を参考に科学的に書かれているものを選んで、それらをご活用ください。

できるだけ多くの人に、体重に関わる問題について科学的な知識を持っていただけるように、そしてちまたに溢れる間違った知識に惑わされることがなくなるようにとの思いから、私はこの本を書きました。読者は、一般の人たちだけでなく、看護師を目指す学生（もちろん現役の看護師も）、人々の健康・体力づくりのお手伝いをしたいと考えているフィットネスインストラクターやトレーナーを想定しています。

そのため、一般の人たちにとっては、少し難しい内容も含まれています。あまり詳しいことは知らなくてもよいので、手っ取り早く正しい知識を知りたいという場合は、［もっと詳しく］と示されている部分は読み飛ばしていただいてもかまいません。

最後に、本書の企画に快く賛同していただき、出版まで導いていただいたラウンドフラットの大内実氏に感謝申し上げます。

2014年9月

西端　泉

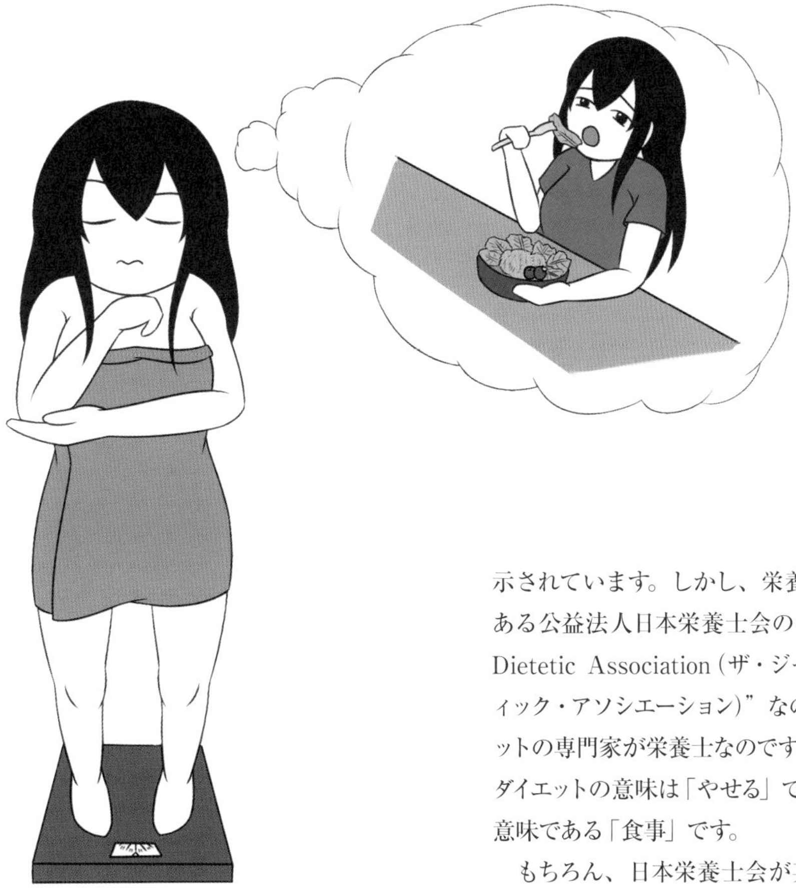

おねがい

一般の人を対象にした単行書や雑誌では、しばしば「ダイエット」という言葉が使われます。しかし、本書では、原則的に「ダイエット」という言葉は使いません。なぜなら、カタカナで表記される多くの言葉と同様に、本来の外来語としての意味から外れ、意味不明な日本語として「ダイエット」という言葉が使われているからです。

本書は、「科学的」であることを重視しています。それなのに意味不明な言葉を使ったのでは、真実が伝わらない恐れがあります。

皆さんは国家資格である「栄養士」は英語で何とよぶかご存じですか？

栄養はnutritionだから、nutritionist（ニュウトリショニスト）と思われるかもしれません。確かに、和英辞典で調べると、栄養士はnutritionistと示されています。しかし、栄養士が集まる団体である公益法人日本栄養士会の英名は“The Japan Dietetic Association（ザ・ジャパン・ダイエッテティック・アソシエーション）”なのです。つまりダイエットの専門家が栄養士なのです。ただし、ここでのダイエットの意味は「やせる」では全くなく、本来の意味である「食事」です。

もちろん、日本栄養士会が英名を間違って付けたわけではありません。その証拠に、世界の栄養士が集まる団体の名前は“The International Confederation of Dietetic Associations”です。

このようなことから、専門書でもある本書では、誤解を招く恐れがある「ダイエット」という言葉はできるだけ使わないようにしました。

本書のタイトルは『もうダイエットはやめよう！ ボディウエイト・コントロール－健康のための体重調節』ですが、この「もうダイエットはやめよう！」は、「ダイエットという言葉を使うのはやめよう」と、「やせているのにダイエットするのはやめよう」という2つの意味が込められています。

「ダイエット」という言葉を、その意味の定義なしに、タイトルにしたり、多用したりしている本や雑誌は、科学的な知識が不十分な人が書いた可能性があります。そのような本や雑誌は「本当に正しいことが書いてあるの?」と注意しながら、お読みください。

目次

1 本当にやせる必要あるの？

2 やせの問題

3

肥満とは？
減量の必要性を
科学的に判断する

4
減量しなければいけない肥満とは？

5 どうして肥満するのか？

6 どう減量するか？

7 運動で減量する

8 減量に効果的な運動とは？

［参考までに］

9 「部分だけ痩身」はできない

付録

【図 一覧】

【表 一覧】

1 本当にやせる必要あるの？

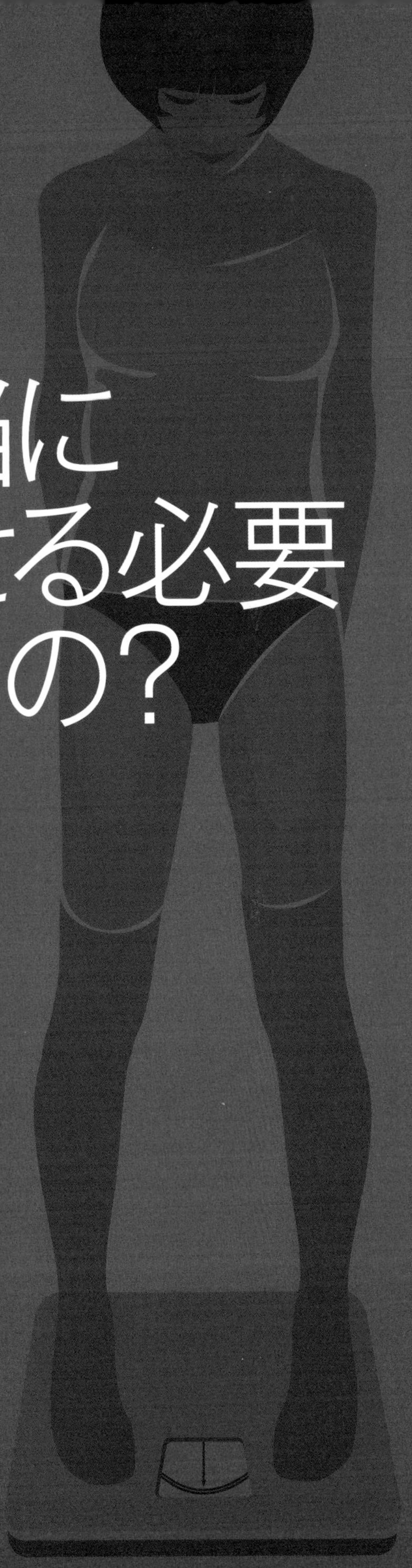

「自分は太っている」と思っている人たちが増えている

図1-1は、自分が「太っている」と思っている人の割合を男女別に示したものです。1979年から1998年、2008年と調査する度に、ほぼすべての年代で「自分は太っている」と思っている人たちが増加しています。

肥満すると、さまざまな健康問題を起こしやすくなります。ところが、肥満しているすべての人が病気になったり、早死にしたりするわけではありません。皆さんのまわりにも、健康で長生きの太った人がいらっしゃるはずです。

十分にスリムで魅力的なのに、もっとやせたいといって、せっせといわゆるダイエットに励んでいる女性がたくさんいます。これらの女性がやせたいと思う理由は、健康ではなく、美容のためのようです。

図1-1からは、平均すると半分程度の女性が自分では太っていると感じていることになりますが、実際はどうなのでしょうか？

成人の肥満とやせの年代別割合のグラフからわかること

図1-2をご覧ください。これは、日本人成人男女における肥満者とやせ(低体重者) の年代別割合(平成24年) です。この図を見ると、いくつかの傾向があることがわかります。

まず、40歳未満の女性では、肥満よりもやせのほうが多いことです。これは世界的に見るととても珍しい現象で、WHOが2012年に発表したデータによ

図1-1 自分が太っていると思っている者の割合

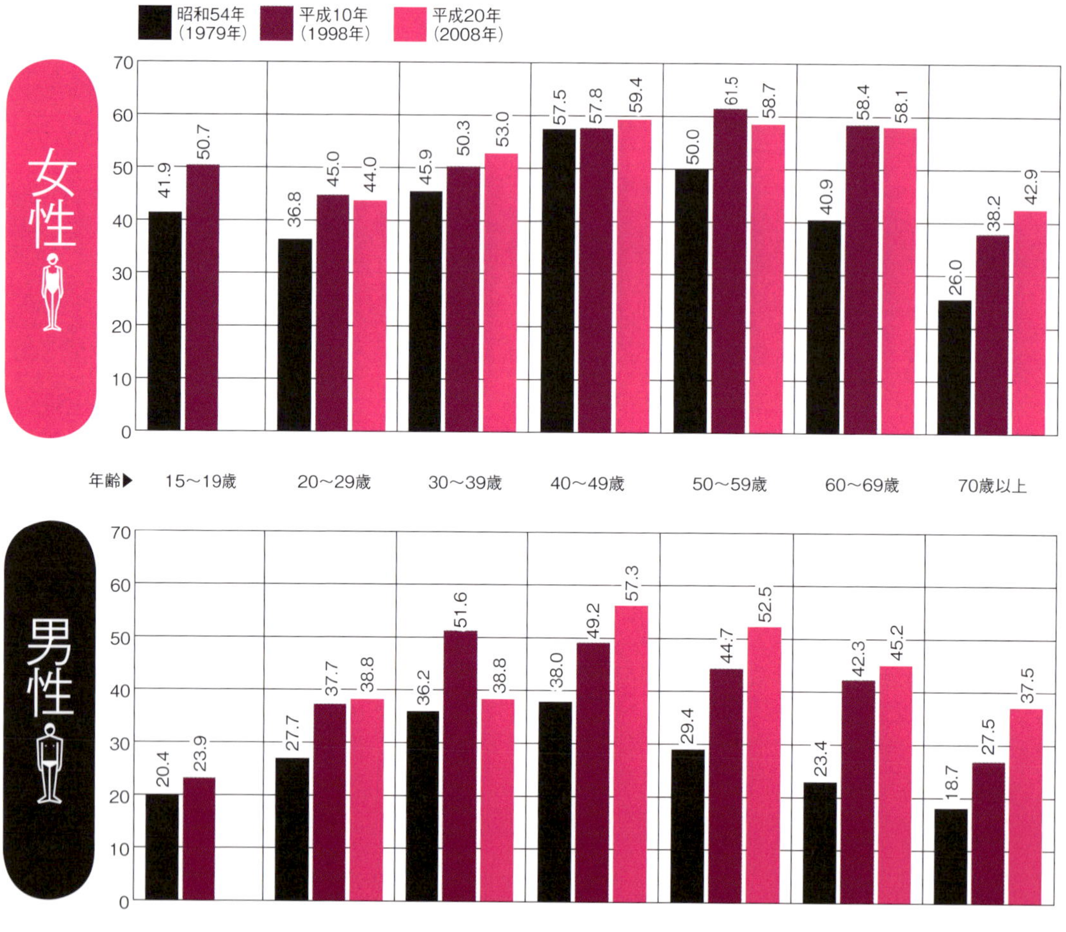

ると、世界の中で日本の女性は4番目に肥満している人の割合が少ないのです（コラム「日本の女性はやせている」参照）。

2つ目の傾向は、40歳以上になると、女性においてもやせよりも肥満している人のほうが多くなることです。

3つ目の傾向は、男性においては、どの年代でも肥満している人のほうが多いことです。

日本人の女性は
必要以上に肥満を恐れている

図1-1では、平均すると半分程度の女性が自分は太っていると感じていました。その割合は40歳から69歳の間で若干高い傾向があり、これは、40歳を過ぎると、やせよりも肥満している人の割合が高いことを反映しているようです。しかし、どの年代であっても実際に肥満している人の割合は30%を超えないので、日本人の女性は必要以上に肥満を恐れていることになります。これが、日本人の女性における肥満している人が世界で4番目に少ない原因でもあると考えられます。

男性においても、実際に肥満している人の割合よりも、自分が太っていると感じている人の割合のほうが高くなっています。

つまり、日本人は、男女ともに、必要以上にやせたいと思っているのです。

このようなことから、健康上、肥満の判定は主観的にではなく、客観的に行う必要があることがわかります。

図1-2 日本人成人男女における肥満者とやせの年代別割合（平成24年）

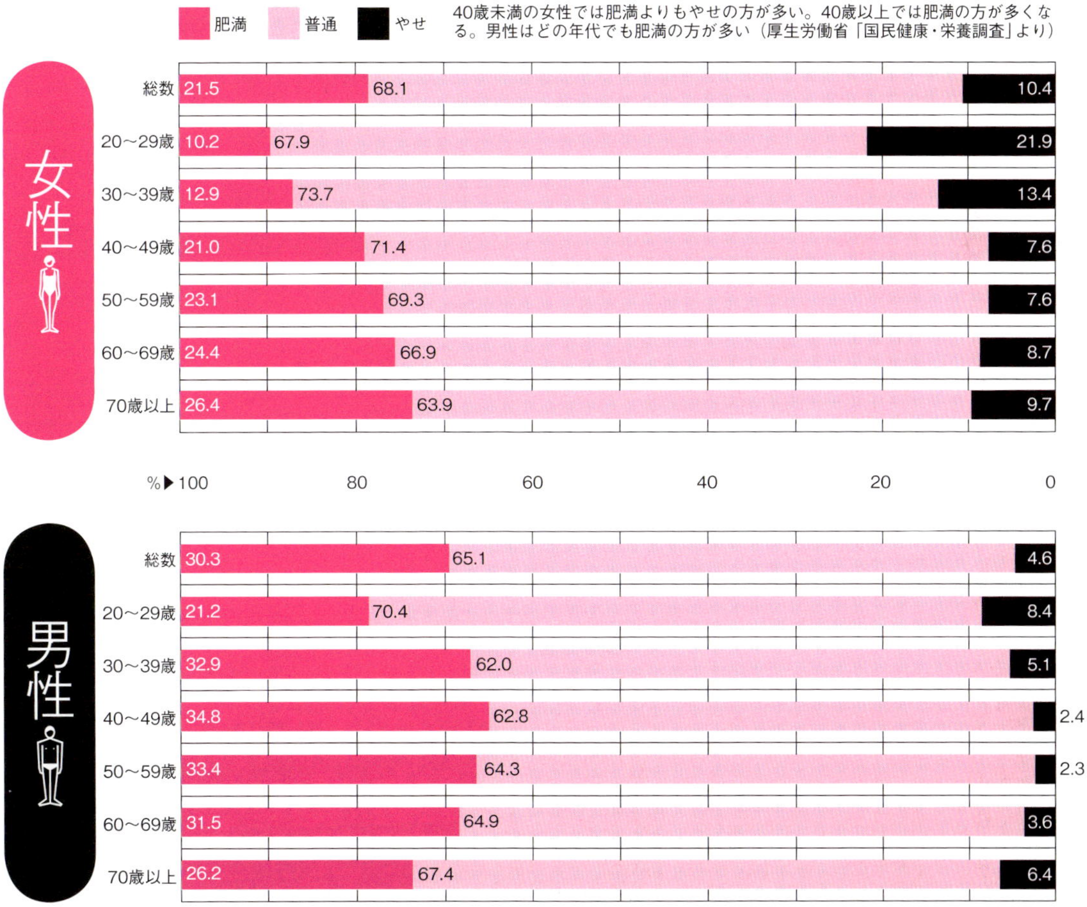

40歳未満の女性では肥満よりもやせの方が多い。40歳以上では肥満の方が多くなる。男性はどの年代でも肥満の方が多い（厚生労働省「国民健康・栄養調査」より）

日本の女性はやせている

WHOのデータでは、女性における肥満者の割合が少ない国の４番目は日本、そして５番目が中国、６番目が韓国であることから、人種（遺伝）による影響があると推察され、事実、WHOにおける肥満の判定基準はBMIが30以上であるのに対して、日本におけるそれは25以上となっています。

図1-3は、WHOのデータではなくOECDのデータを用いて作図してあるため日本は1番目に示されていますが、日本を含めてすべての国でBMIが30以上の者の割合を示しています。

（ちなみに、肥満者の割合が日本よりも少ない国は、ベトナム、ラオス、インドの3か国です）

図1-3 女性肥満者の割合の国際比較（OECD 2012年より）

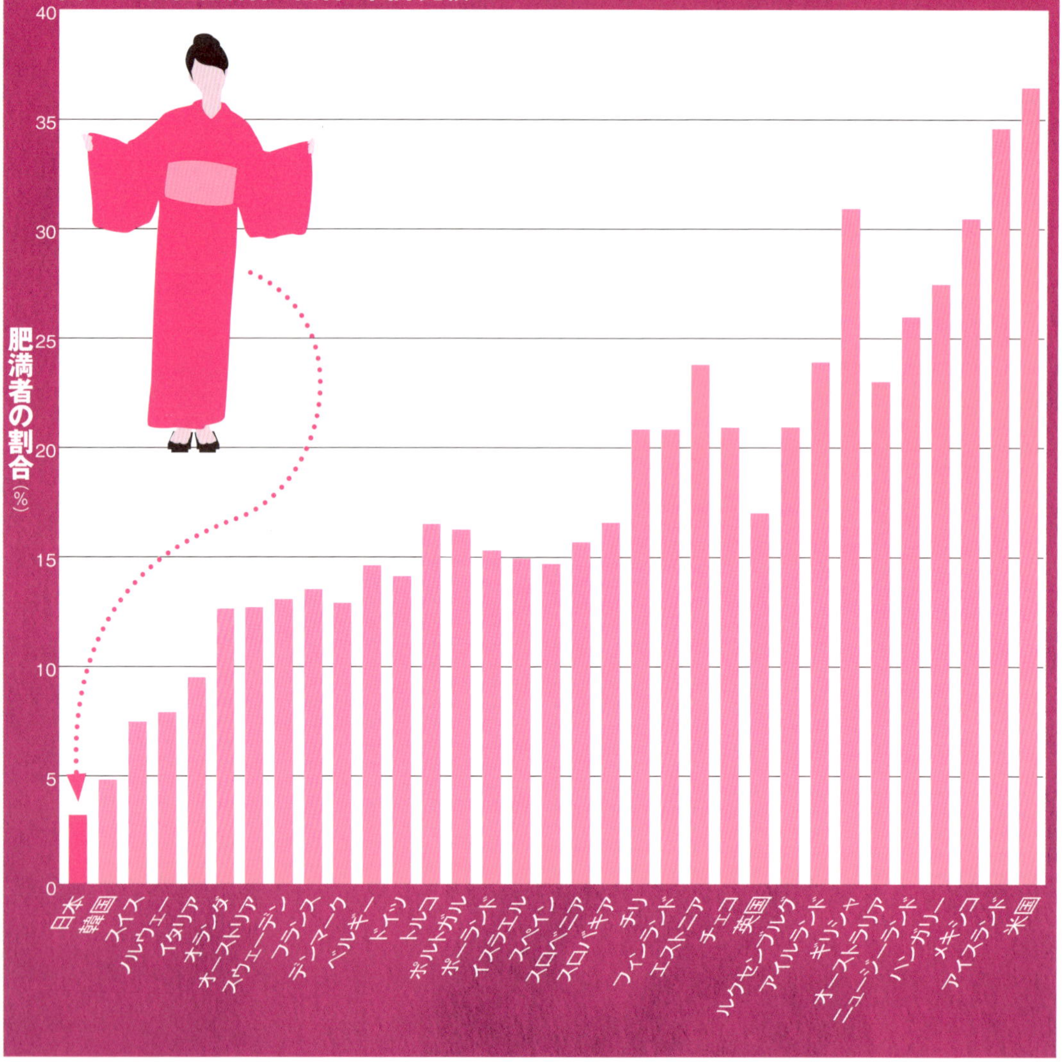

やせも健康問題を起こしやすい

40歳未満の若い女性にやせが多いのは、若い女性の多くが、ファッションモデルのようなスリムな体型を目指して、美容目的に感覚的に減量の必要性を判断しているからだろうと思われます。

昔から、やせている人ほど、伝染病（感染症）にかかりやすいことが知られています。特に、日本人の死亡原因として結核が最も多かった第二次世界大戦以前では、「栄養をつけて抵抗力を高める」ことが常識でした。このため、そのような時代を過ごした経験のある高齢者の中には、孫やひ孫は太っているほうが「健康的」と思われる人がたくさんおられます。

現在でも、やせは日本人の死亡原因の3番目と密接に関係しています。日本人の死亡原因の3番目は、肺炎です。肺炎も結核と同じ感染症です。そして、やせている人ほど肺炎になりやすいのです。

他にも、

・男性の場合は、やせている人ほどガンにかかる可能性が高い
・男女とも、やせているほど骨粗しょう症になりやすい
・やせている女性に不妊が多い（肥満している女性にも不妊が多い）
・やせている女性ほど、妊娠すると、妊娠性糖尿病になりやすい
・やせている女性から産まれた子どもは、成長期に精神・心理的な問題を起こしやすく、さらには成人後に生活習慣病を起こしやすい

ことなどが明らかになってきています。

やせの場合も健康上の問題を起こしやすいので、やせの人は増量する必要があります。このため、本書のタイトルを「健康のための体重調節」としたわけです。

減量の必要性は、美容や好みではなく、客観的な根拠に基づいて判断する必要があるのです。

肥満の問題

一方、40歳以上の女性、そして、男性では年代に関わらず、肥満が多いことも事実です。肥満はさまざまな慢性疾患等の原因となり、寿命にも影響します。

表1-1に、日本肥満学会が発表している、肥満に起因ないしは関連し、減量を要する健康障害を示しました。表に示した順番に、肥満との関連性が強いとお考えいただいてよいと思います。

表1-1 肥満に起因ないし関連し、減量を要する健康障害
（日本肥満学会「肥満症の診断基準 2011年」）

I 肥満症の診断基準に必要な合併症	❶耐糖能障害（2型糖尿病、耐糖能異常など） ❷脂質異常症 ❸高血圧 ❹高尿酸血症・痛風 ❺冠動脈疾患：心筋梗塞・狭心症 ❻脳梗塞：脳血栓症・一過性脳虚血発作（TIA） ❼脂肪肝（非アルコール性脂肪性肝疾患/NAFLD） ❽月経異常、妊娠合併症（妊娠高血圧症候群、妊娠糖尿病、難産） ❾* 睡眠時無呼吸症候群（SAS）・肥満低換気症候群 ❿* 整形外科的疾患：変形性関節症（膝・股関節）・変形性脊椎症、腰痛症 ⓫肥満関連腎臓病
II 診断基準には含めないが、肥満に関連する疾患	❶良性疾患：胆石症、静脈血栓症・肺塞栓症、気管支喘息、皮膚疾患（偽性黒色表皮腫、摩擦疹、汗疹） ❷悪性疾患：胆道癌、大腸癌、乳癌、子宮内膜癌

※ 脂肪細胞の量的異常により強く関与

日本人の死亡原因と肥満

日本人の死亡原因の年次推移を**図1-4**に示しました。この図では、2011年までをグラフ化しましたが、2011年における死亡原因の順位は、第1位は悪性新生物、第2位は心疾患、第3位は肺炎[※1]、第4位は脳血管疾患です。

これらの中で、第3位を除く全ての疾病の発症率と死亡率が、肥満するほど高くなります。死亡原因の5位〜10位も**表1-2**に示しましたが、8位の腎疾患も近年では糖尿病の合併症としての腎不全が増加しつつあり、その糖尿病の中でも大多数を占める2型糖尿病の多くは肥満により発生します。また、10位の肝疾患は、割合的にはウイルス性肝炎が圧倒的に多いのですが、近年では、肥満を原因とする非アルコール性肝炎（Non-alcoholic steatohepatitis：NASH）が増加しつつあります。

※1　2011年に、第3位と第4位が入れ替わった。

表1-2 平成23年の死因順位
（厚生労働省『人口動態統計』より）

1	▶ 悪性新生物
2	▶ 心疾患
3	▶ 肺炎
4	▶ 脳血管疾患
5	▶ 不慮の事故
6	▶ 老衰
7	▶ 自殺
8	▶ 腎不全
9	▶ 慢性閉塞性肺疾患
10	▶ 肝疾患

図1-4 日本人の死亡原因の年次推移

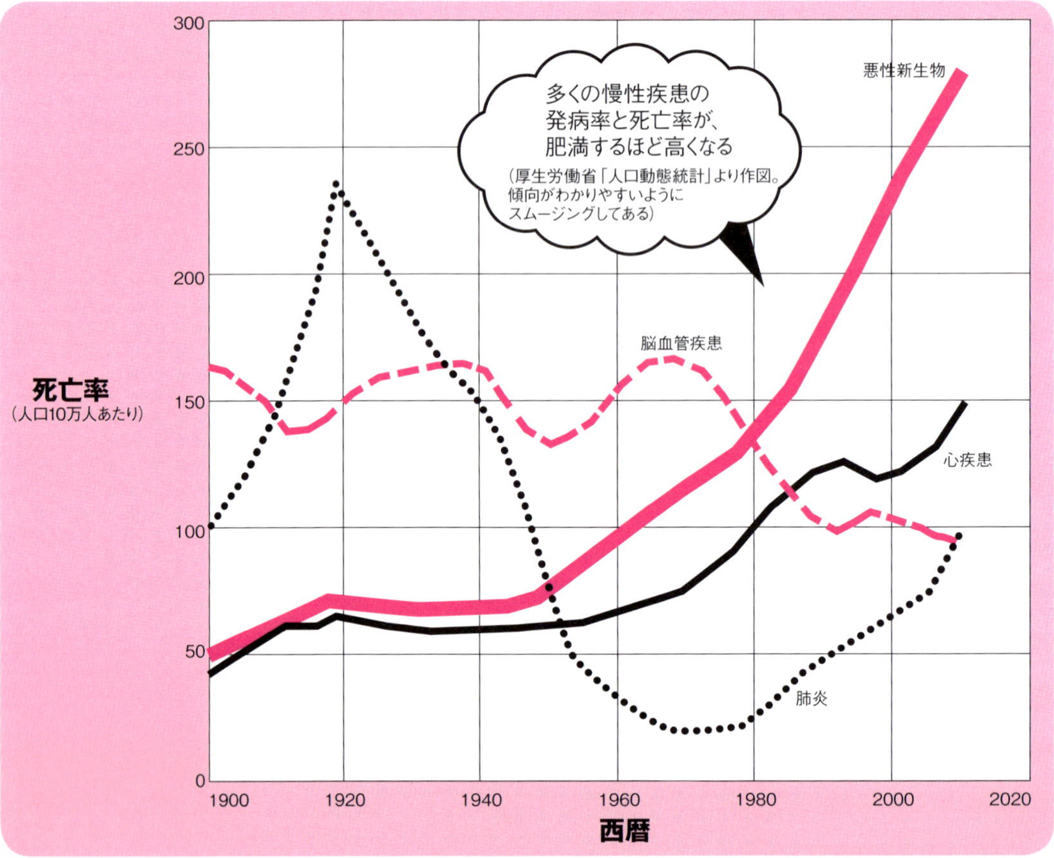

肥満者は介護を受けることになる確率が高い

日本は超高齢社会を迎えています。すでに日本の全人口の25%以上が高齢者です。介護を受ける危険性の高さを肥満度別に比較した研究があります（**図1-5**）。Snihらは、65歳以上の12,725名を7年間追跡した結果、BMIが高い人ほど身体障害を起こす危険性が高いことを報告しました。この研究では、入浴、身支度、着替え、食事、トイレの使用、室内での歩行、ベッドからイスへの移動の7つの日常的活動の中で1つでも独力ではできない状態を「身体障害あり」と判定しているので、まさに肥満するほど介護が必要になる可能性が高くなることを意味します。

図1-5 肥満度（BMI）別の身体障害を起こす危険性の比較

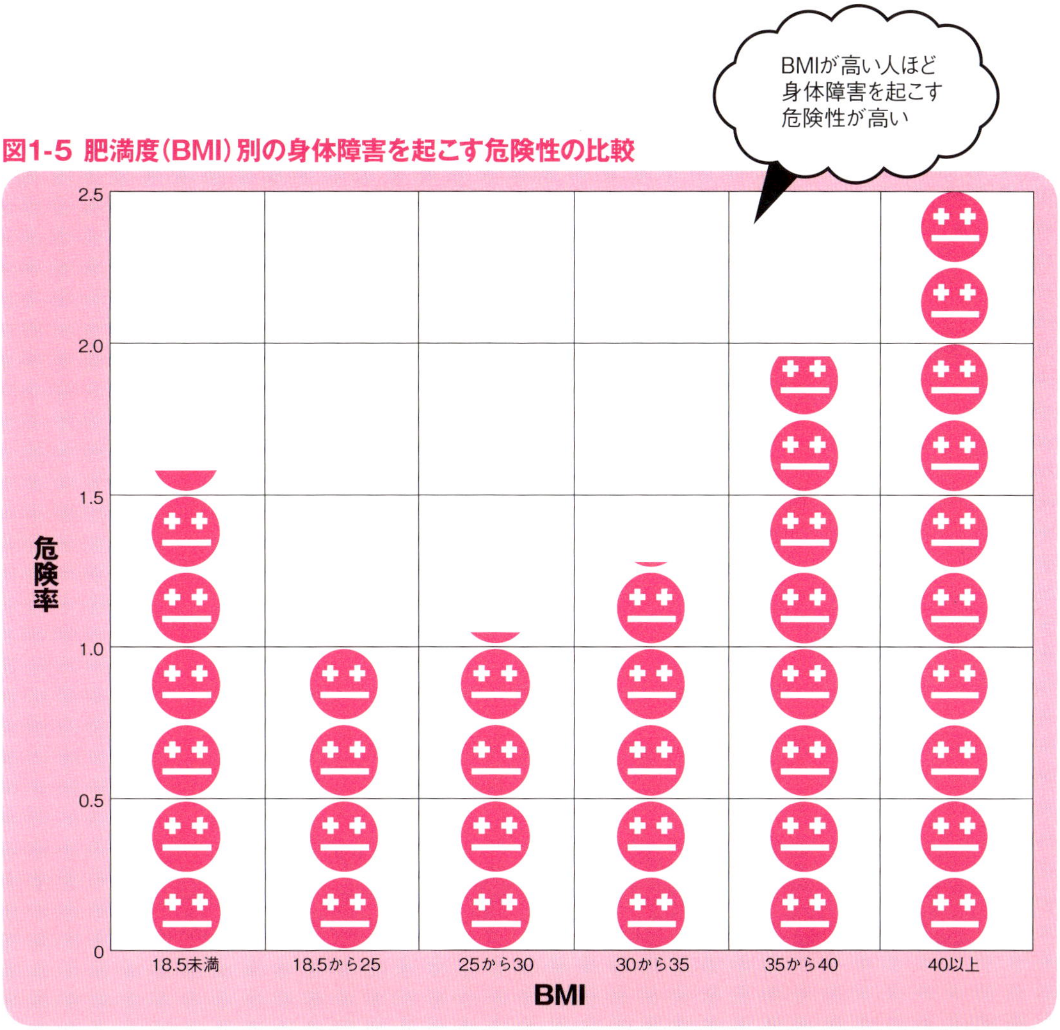

（Snih, SA et al, 2007：65歳以上の12,725名の7年間の追跡調査）

第1章 参考文献

Snih, SA et al.: The Effect of Obesity on Disability vs Mortality in Older Americans. Arch Intern Med. 2000 Apr 23; 167(8): 774-80

❷ やせの問題

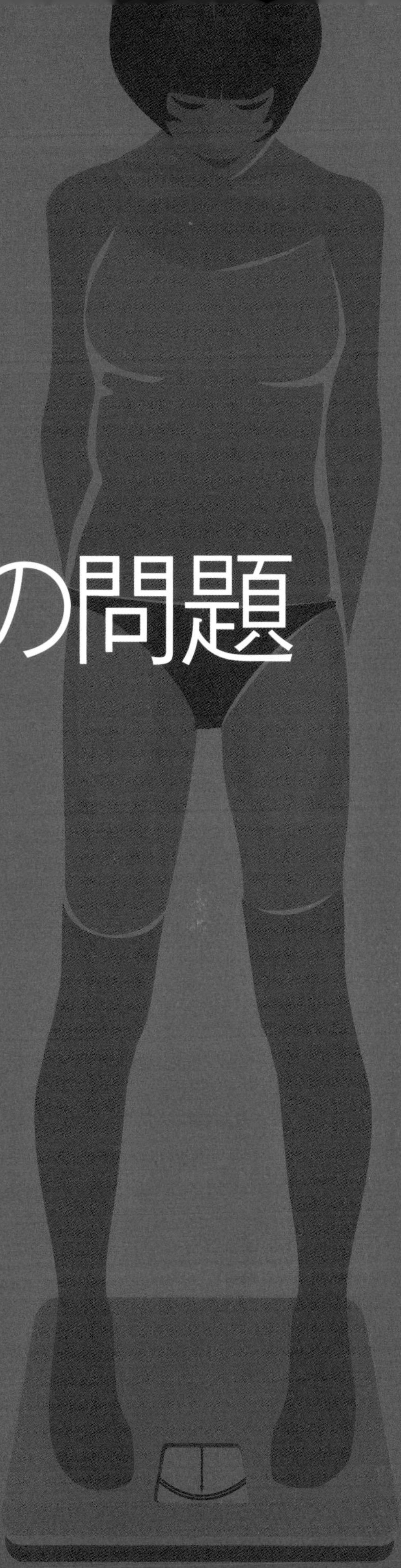

「少し太っているほうが健康的」は本当か？

肥満と健康との関連性を評価する場合と異なって、やせと健康との関連性を評価する場合には、いくつかのややこしい問題があります。肥満の場合も、二次性肥満といって、他の病気が原因で肥満することがあります。しかし、そのようなケースは珍しいので、肥満と健康との関連性を調査する際に大きく影響することはありません。

ところが、やせの場合は、病気の結果としてやせることも多く、やせと健康との関連性を調査する際に、そのようなケースをどのように除外するかが大きな課題になります。このことを十分に認識していない研究者や著作者の中には、病気でやせてしまった人の死亡率が高いことを理由に、「少し太っているほうが健康的」などと誤った情報を発信することがあります[※1]。

さらに、喫煙の影響を考える必要があります。喫煙者はやせていることが多く、かつ死亡率も高いので、やせと健康との関連性を調査する際には、喫煙習慣のある者を対象者に含めないようにする必要があります。しかし、日本人男性の4割弱は喫煙者であり、喫煙者を除外すると、調査対象者の人数が不十分になったり、喫煙者特有の別の行動習慣（飲酒量が多いなど）まで同時に除外されたりすることもあり、なかなか悩ましい問題なのです。

喫煙習慣の影響を統計学的な手法によって調整することは可能ですが、タバコの銘柄（含まれる成分の割合や量が異なる）や、吸い込みの程度の調整まではできないので、完璧とはいえません。

本書では、このようなことに注意しながら、真にやせていることの健康上の問題点を考えてみたいと思います。

やせている人はワクチンが効かなくなる

皆さんはSARS（サーズ）[※2]のことを覚えておられるでしょうか。2002年11月に中国広東省で新型肺炎が発生しました。2003年7月に制圧宣言が出されるまでの間に8,098人が感染し、774人が死亡しました。日本にも広まる危険性が高く、厳重な警戒体制がとられました。また、2009年には、新型インフルエンザが世界的に大流行しました。

このときに、ワクチンの製造が間に合わなくて、まずは新型インフルエンザに接触する可能性が高い医療関係者に接種が行われ、その次に免疫の低下している高齢者や、まだ免疫が十分に発達していない子どもに優先的に接種が行われました。

ところが、やせている高齢者では、予防のためのワクチン接種が十分に役に立たないことが明らかになったのです。Sagawaらは、65歳以上の203名にインフルエンザのワクチン接種を行い、その効果を検討しました。この結果、身体活動能力が低下している低体重、ないしは最近体重が減少した高齢者では、ワクチンが十分に役に立たなかったことを報告しました。

今後は、鳥インフルエンザがヒトからヒトに感染するパンデミックが心配されています。パンデミックがおこると、日本国内だけで600万人が死亡するともいわれています。そのようなときに真っ先に感染したり、感染に負けてしまって早々に死亡したりすることがないように、十分な栄養摂取を心がける、すなわち「やせを避ける」必要があります。

やせている人は骨が弱い

高齢者の何パーセント程度が骨粗しょう症になるかご存じですか？

もともと骨が少ないうえに、より長生きすることも影響して、女性は男性よりも骨粗しょう症になる確率が高くなります。そこで、主に女性について解説します。

女性の場合は女性ホルモン（エストロゲン）が、男性の場合は男性ホルモン（テストステロン）が、それぞれの骨量を維持する役割を果たしています。

女性のエストロゲンは、平均的には25歳前後から

※1 これを疫学上は「因果の逆転」とよぶ。
※2 重症急性呼吸器症候群（Severe Acute Respiratory Syndrome; SARS（サーズ））は、SARSコロナウイルスにより引き起こされる新種の感染症。
新型肺炎（非典型肺炎、中国肺炎、Atypical Pneumonia）ともよばれる。

ゆるやかに減少し始めます。このため、女性の骨量の増加はこの頃に終わります。そして、30歳代中ごろから骨量は減少し始めます。女性には「閉経」という現象があります。閉経するということは、女性ホルモン（エストロゲン）が急激に少なくなることを意味します。これに伴って、すでに減少し始めている女性の骨量は、閉経前後の年齢からさらに加速して減少します。

日本骨粗しょう症学会が推奨している方法であるDXA（デキサ）法で腰椎を測定すると、30歳代中頃から、年に0.6～0.8パーセントの割合で骨密度※3は減少します。平均値としては0.7%/年となります。

仮に35歳から骨密度が減少し始めるとします。その減少率の平均は、すでに紹介したように年に0.7%です。そして、若い人の平均値の70%未満に減少すると骨粗しょう症と判定されますから、

35歳＋(100%－70%)÷0.7%/年
＝35歳＋43歳＝78歳

となり、平均的女性は計算上、78歳で骨粗しょう症になります。

女性は、平均78歳で骨粗しょう症になるということは、簡単にいえば、女性は78歳になると半数は骨粗しょう症になり、残りの半数はまだならないということです。このような個人差は何によって決まるのでしょうか。

日本骨粗しょう症学会は、『骨粗しょう症の予防と治療ガイドライン2011年版』の中に、**表2-1**のような骨折の危険因子を示しています。表の「骨密度と独立した危険因子」には、仮に骨密度が低くなく

※3「骨密度」と「骨量」は同じ意味であると考えて良い。具体的には、一定容積の骨に含まれるカルシウム・マグネシウムなどのミネラル成分の量のことである。骨塩量とよばれることもある。ただし、骨の強さは骨密度のみで決まるわけではなく、たんぱく質（コラーゲン）の含有量も重要である。

表2-1 骨折の危険因子

▼危険因子		▼成績
低骨密度（1標準偏差低下）		2つの研究で、骨の部位により、骨折の危険性が1.5～2.94倍
骨密度と独立した危険因子	既存骨折	2つの研究で、既存骨折に部位により、骨折の危険性が1.86～4倍
	喫煙	2つの研究で、骨の部位により、骨折の危険性が1.25～1.76倍
	飲酒（アルコール1日24～30g以上）	1つの研究で、骨折の種類や、骨の部位により、骨折の危険性が1.23～1.68倍
	ステロイド薬使用	1つの研究で、骨折の種類や、骨の部位により、骨折の危険性が1.09～4.42倍
	骨折家族歴（親の骨折）	1つの研究で、骨折の種類や、骨の部位により、骨折の危険性が1.17～2.3倍
	運動	2つの研究で、骨の部位により、骨折の危険性が20～50%抑制
骨密度を介した危険因子	体重、BMI	1つの研究で、骨密度を調整しない場合、BMIが1単位高いと骨粗しょう症性骨折で危険性が0.93倍
	カルシウム摂取（カルシウムのサプリメント）	1つの研究で、骨折の危険性が0.54～1.72倍（統計学的に有意ではない）

（『骨粗しょう症の予防と治療ガイドライン2011年版』に示されているものをわかりやすいように簡潔に加工した）

ても（骨粗しょう症でなくても）骨折する危険性を高める因子が示されています。

注目すべきは、表の下にある「骨密度を介した危険因子」の欄です。「骨密度を介した危険因子」とは、具体的には「体重、BMI」と「カルシウム摂取」の2つです。そして、「カルシウム摂取」の方は「有意ではない」と示されています。カルシウムのサプリメントは役に立たないということです。つまり、骨粗しょう症に伴う骨折を予防するためには「体重、BMI」の改善しかないということになります。

私は、川崎市立看護短期大学近隣地域在住の高齢者を対象にしたレジスタンストレーニングプログラムを提供していますが、その参加者などにお願いをしてDXA法による腰椎の骨密度を測定させていただいたことがあります。また、**表2-1**に示されたようなさまざまな要因も同時に調査しました。

その結果わかったことは、やはり体重の影響がとても強いことです（**図2-1**）。体重が軽い人ほど骨密

図2-1 高齢者の体重と骨密度

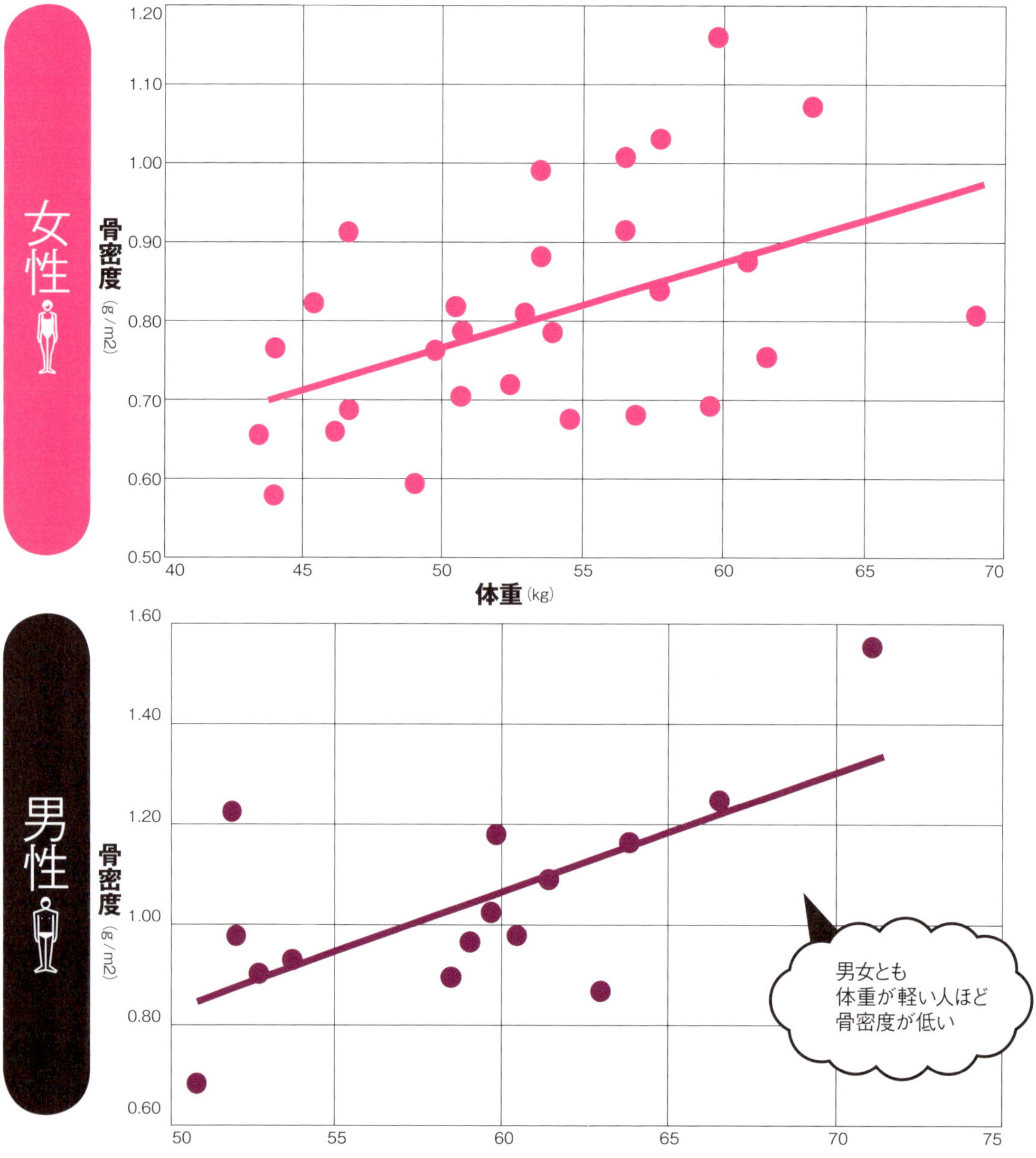

度が低いのです。なお、骨密度は、体表面積当たりで示される（体格で補正される）ので、「体重が重い人は体が大きいから骨が多いのは当然だ」という理屈は通用しません。

体重が重いほど骨密度は高い

体重が重い人ほど骨密度が高い原因については、主に2つのことが考えられます。

その1つは、体重とは重力だからです。宇宙では、骨が年に20%ぐらいの速度で失われていくことがわかっていますが、この原因は無重力です。骨は、重力刺激を受けないと廃用性萎縮を起こします。反対に、ウエイトリフティングのような大きな重力刺激が骨に加わる運動をたくさん行っている人の骨密度が高いこともわかっています（**図2-2**）。つまり、体重が重いということは、より多くの重力刺激を骨が常に受け、これが骨を強く保つのです。

図2-2 一流競技者の種目別骨密度平均値（小澤治夫、1994）

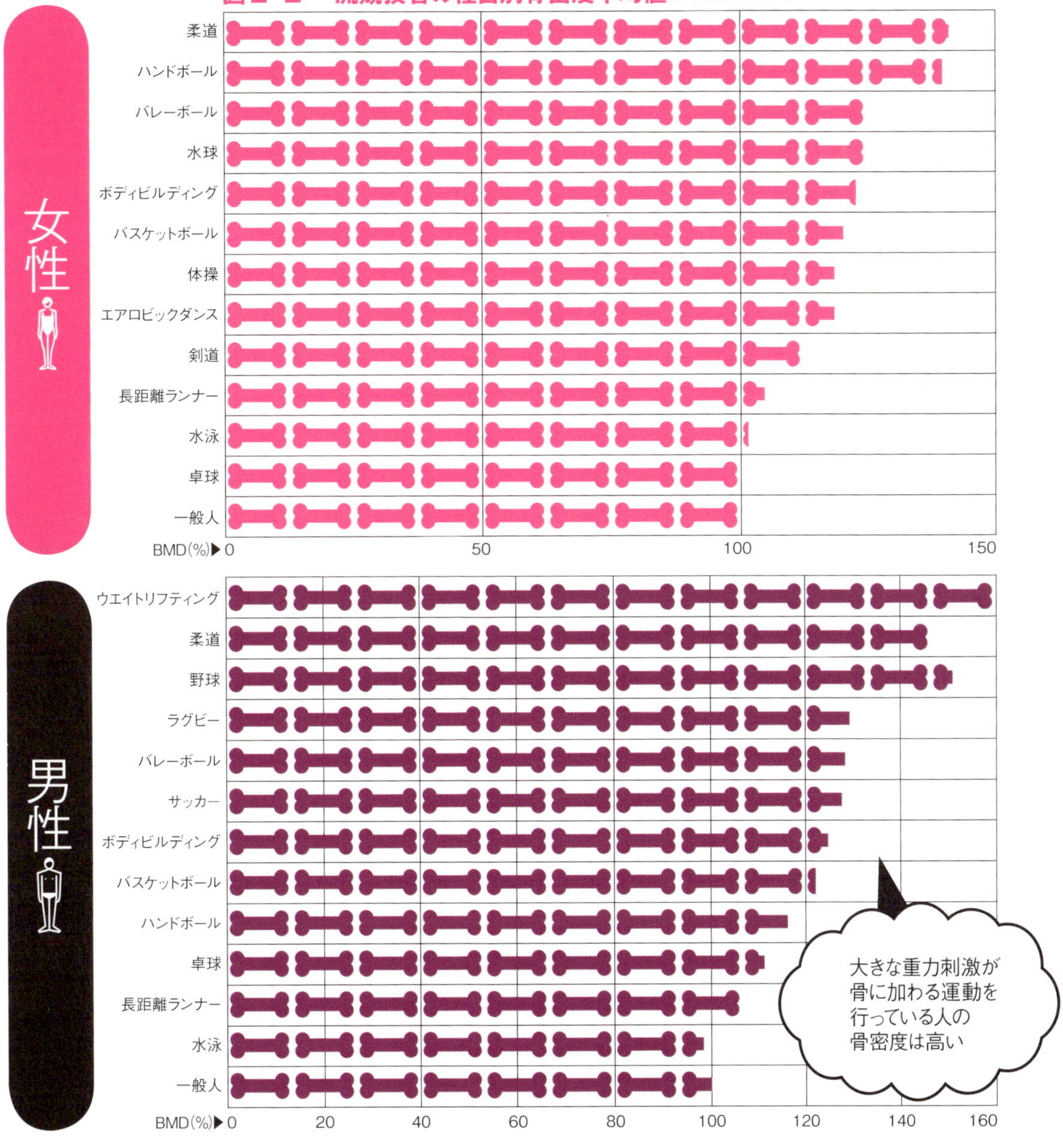

もう1つは、体重が重い人の多くは、皮下脂肪が多い人です。そして、皮下脂肪が多い女性は女性ホルモンが多いからです。この女性ホルモンが女性を骨粗しょう症から守ります。

食事制限は骨密度を低下させる

体重が軽い人ほど骨密度が低いということは、減量すると骨密度も減少する可能性があることを意味します。このことは、年齢に関わらず、肥満度に関わらず、そして性別に関わらず、あてはまります。美容を目的としたいわゆるダイエットばかりでなく、糖尿病、高血圧、血清脂質異常症などの改善を目的とした食事制限でも骨は減ります。このことを報告している研究の一例を紹介しましょう。

Villarealらは、平均年齢57歳の肥満した30名の女性と18名の男性を、[食事制限群]、[運動群]、そして［対照群[※4]］に無作為に分けて、1年間の体重や骨密度の変化を調べました。体重は、[食事制限群］では平均10.7%、[運動群］では8.4%減少しましたが、[対照群］では有意な変化を示しませんでした。

骨密度は、[食事制限群］では、股関節（－2.2%）でも、大腿骨頸部でも（－2.1%)、腰椎でも（－2.2%）減少し、その程度は［対照群］よりも有意に大きな値でした。

これに対して、[運動群］では、いずれの測定部位でも骨密度は変化しませんでした。さらには、[食事制限群］における骨密度減少の程度は、体重減少量と有意に相関していました。つまり、食事制限でたくさん減量するほど、骨もより多く減ることがわかったのです。

さまざまな理由から、本書では、減量する場合は、食事制限ではなく、身体活動量を増加させる方法を推奨していますが、その理由の1つがここにもあります。

低出生体重児が増加している

日本では、低出生体重児が増加し続けています。その割合は、全出産数の10%弱であり、食料難であった第二次世界大戦直後（約7%）よりも多くなっています。低出生体重児とは、生まれたときの体重が2,500g未満の新生児のことで、1,500gを切ると超低出生体重児に分類されますが、超低出生体重児も増えています。(**図2-3**)

「飽食の時代」といわれる現在の日本において、

※4 特別なことは何も行わない群のこと。

骨粗しょう症の診断方法

日本骨粗しょう症学会は、2011年に改定した『骨粗しょう症の予防と治療ガイドライン』のなかで、「骨粗しょう症診断にはdual-energy X-ray absorptiometry: DXAを用いて、腰椎と大腿骨近位部の両者を測定することが望ましい」と表明しています。同じ人でも、測定方法や、測る部位によって測定値に違いが出るため、統一した方法で測定（診断）することを薦めているわけです。

ガイドラインでは「骨密度が若年成人平均値（young adult mean: YAM）の80%未満、脆弱性骨折のない例ではYAMの70%未満を骨粗しょう症とする」という診断基準も示されており、この診断基準に従うと、女性の場合、平均寿命（80歳代後半）で半数以上が骨粗しょう症になるという報告があります。

なぜ、低出生体重児が増えているのでしょうか。その主な原因は、母親の栄養不良、すなわち母親の「やせ」です。

低出生体重児の将来

ごくごく最近まで、「小さく生んで大きく育てる」ことが望ましいと考えられてきました。そのほうが安全に出産できるからです。このことは、母親の安全ばかりでなく、出産に伴う新生児の障害発生を予防する観点からも、強調されてきました。

ところが、1989年にショッキングな研究結果が発表されました。

図2-3 全出生児数に占める低出生体重児の割合の年次推移

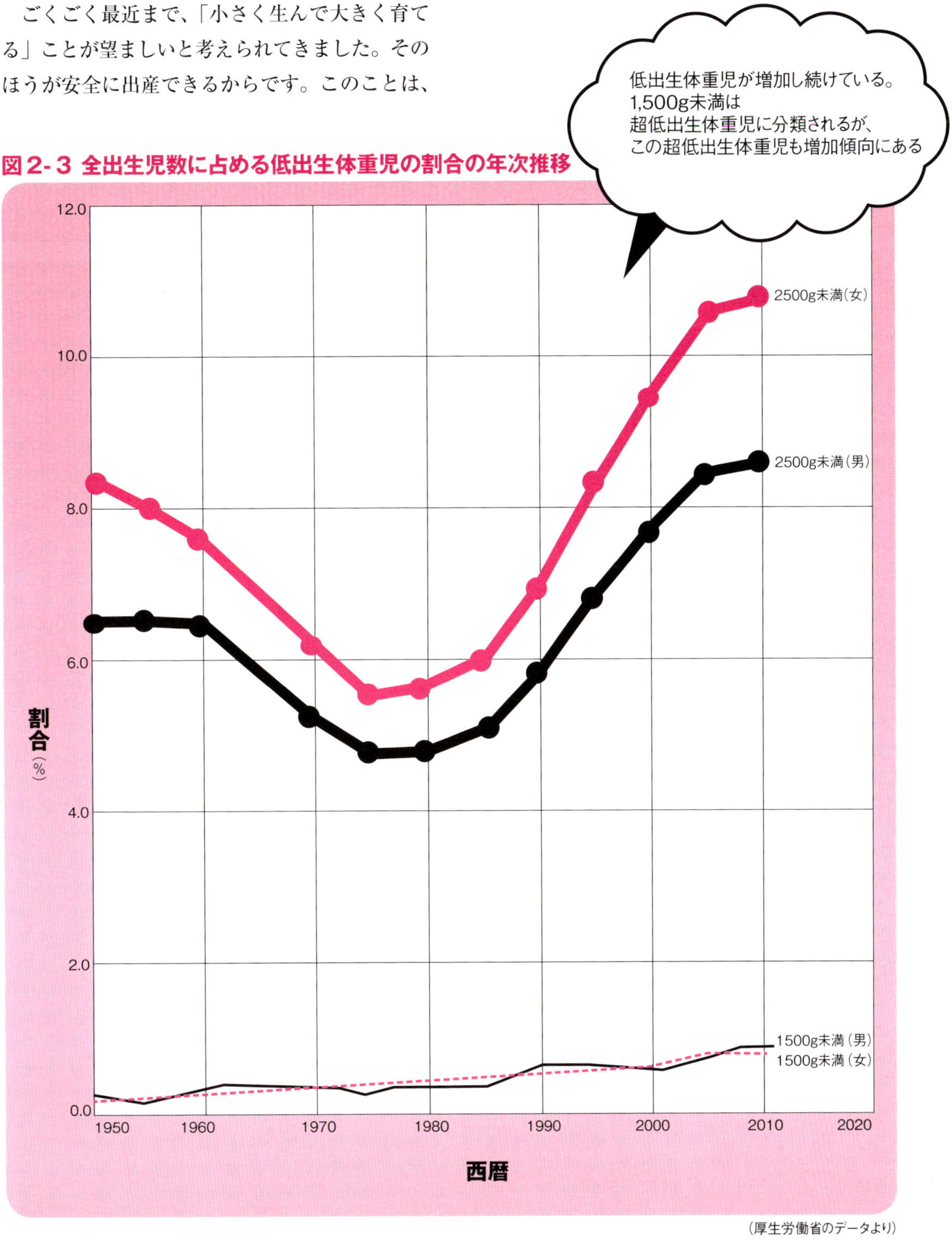

（厚生労働省のデータより）

Barkerらは、イギリスで、1911〜30年出生の1,186名の男性を追跡調査し、出生時の体重が軽かった人ほど成人後の心血管系疾患による死亡率が高いことを発見しました。

この１つの研究結果だけでは、単なる偶然である可能性もあるので、確認するための追加研究が世界中で行われました。そして、これらの追加研究の結果明らかになったのは、心血管系疾患ばかりでなく、さまざまな慢性疾患による死亡率も高いという事実でした。さらには、低出生体重児は、成長の途中で、心理的な問題や精神的な問題も起こしやすいことも明らかになりました。

このようなことから、母親の美容を目的としたいわゆるダイエットは、生まれてくる子どもに取り返しのつかない問題を発生させる可能性が高いことがわかります。

妊娠に気づいてからでは遅い

妊娠後期においては、母親が食べ過ぎて肥満すると、胎児の体内の脂肪細胞数が必要以上に増加することが、古くから知られています。そして、一度増えた脂肪細胞数は、その後に何をしようとも[※5]減らないこともわかっています。

つまり、母親のやせや肥満が胎児に及ぼす影響は、妊娠の時期によって異なるのです。母親のやせが低出生体重児につながるのは妊娠初期であり、母親の肥満が生まれてくる子どもの肥満につながるのは妊娠後期です。

妊娠初期は、母親が妊娠に気がつかないうちに経過することもあります。このため、妊娠に気づいてからいわゆるダイエットをやめても間に合わない可能性があります。さらに、長い間、小食の生活を続けてきた女性が、妊娠したからといって食事量を増やすことは困難である場合も多いのです。普段に小食だった人がいきなりたくさん食べようとしても、腹痛などを起こし、身体が受け付けないことがあるからです。妊娠初期はツワリなどで十分に食べることができないこともあります。

妊娠する可能性がある女性は、普段から十分量の食事をする食習慣を身に付ける必要があるのです。

やせた女性は
妊娠糖尿病になりやすい

私が関わった妊娠初期の女性約600人を対象にした共同研究の結果、20歳時にBMIが18未満のやせであった人は、妊娠中に妊娠糖尿病になる確率が4.9倍も高いことがわかりました。

妊娠糖尿病になると、子宮内胎児発育遅延、胎児機能不全、胎児死亡、先天奇形、羊水過多などの問題を起こしやすく、また、出産直後の新生児に呼吸窮迫症候群、多血症、高ビリルビン血症、低カルシウム血症、巨大児、新生児低血圧症などの問題が生じやすいことも知られています。

このような事実も、妊娠がわかってから慌てても間に合わない可能性が高いことを示しています。

妊娠糖尿病は、妊婦のやせばかりでなく、肥満でも生じやすくなるため、女性（健康上は女性に限りませんが）は、思春期から健康的な体重を維持するように努める必要があります。

※5 美容整形で行われることがある「脂肪吸引」は例外。ただし、脂肪吸引術で命を落とす人もいることを知っておく必要がある。

もっと詳しく

低出生体重児が増加している他の原因の可能性

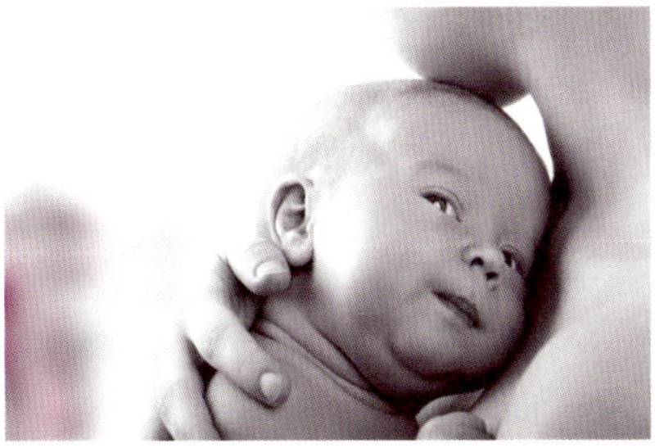

日本では晩婚などに伴って高齢出産[※6]が増加していますが、低出生体重児が増加しているのはそのせいでしょうか。確かに、その影響はあります（**図２-４**）。しかし、35歳未満の若い母親から生まれる新生児に占める低出生体重児の割合がすでに９％程度なので、主要な原因は高齢出産ではありません。

※6 日本産婦人科学会によると、高齢初産とは35歳以上の初産婦と定義されている。

図 2-4 母親の年齢別低出生体重児の割合（厚生労働省のデータ（2011年）より）

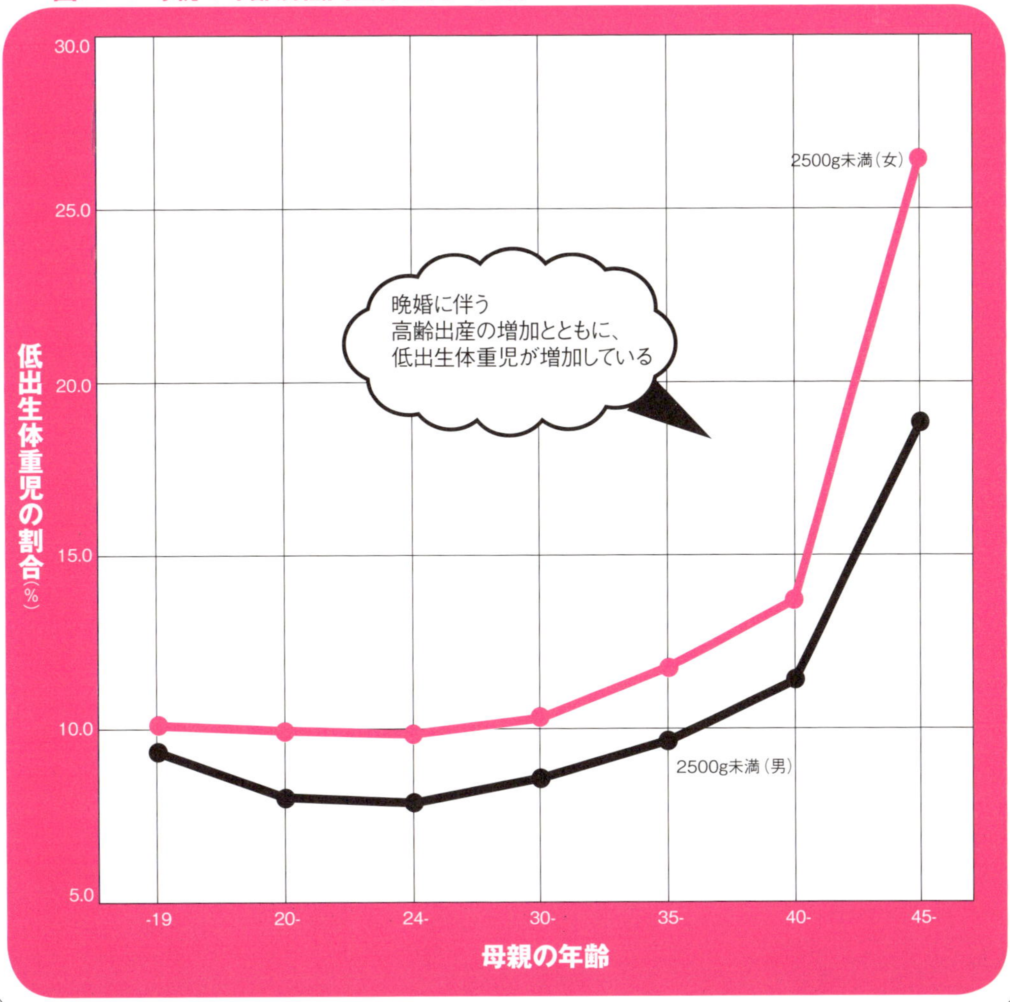

多胎（双子や三つ子など）と単胎を比較すると、多胎の方が低出生体重児の割合が高いことは容易に想像できます。年齢が高い女性は妊娠しにくくなるので、人工受精に頼ることもあり、この結果、多胎になる確率が上がります。しかしながら、これが主原因で低出生体重児の割合が上昇してきているというのも、多胎の割合からみて十分な説明にはなりません。

平成２年ごろから増加し始めた多胎の割合は平成17年ごろから減少に転じました。また、単胎児の出生体重が減少していることからも、多胎が増えていることが主な原因とは考えることができません。

それでは、未熟児[※7]が増えているのでしょうか？これも実際、1990年ごろから増加傾向にはあります。「小さく生んで大きく育てる」という発想から、産科医が積極的に分娩時期に介入し、

※7 早産を原因とする低出生体重児のことである。

図2-5 在胎35週未満の出生児数の年次推移（厚生労働省のデータより）

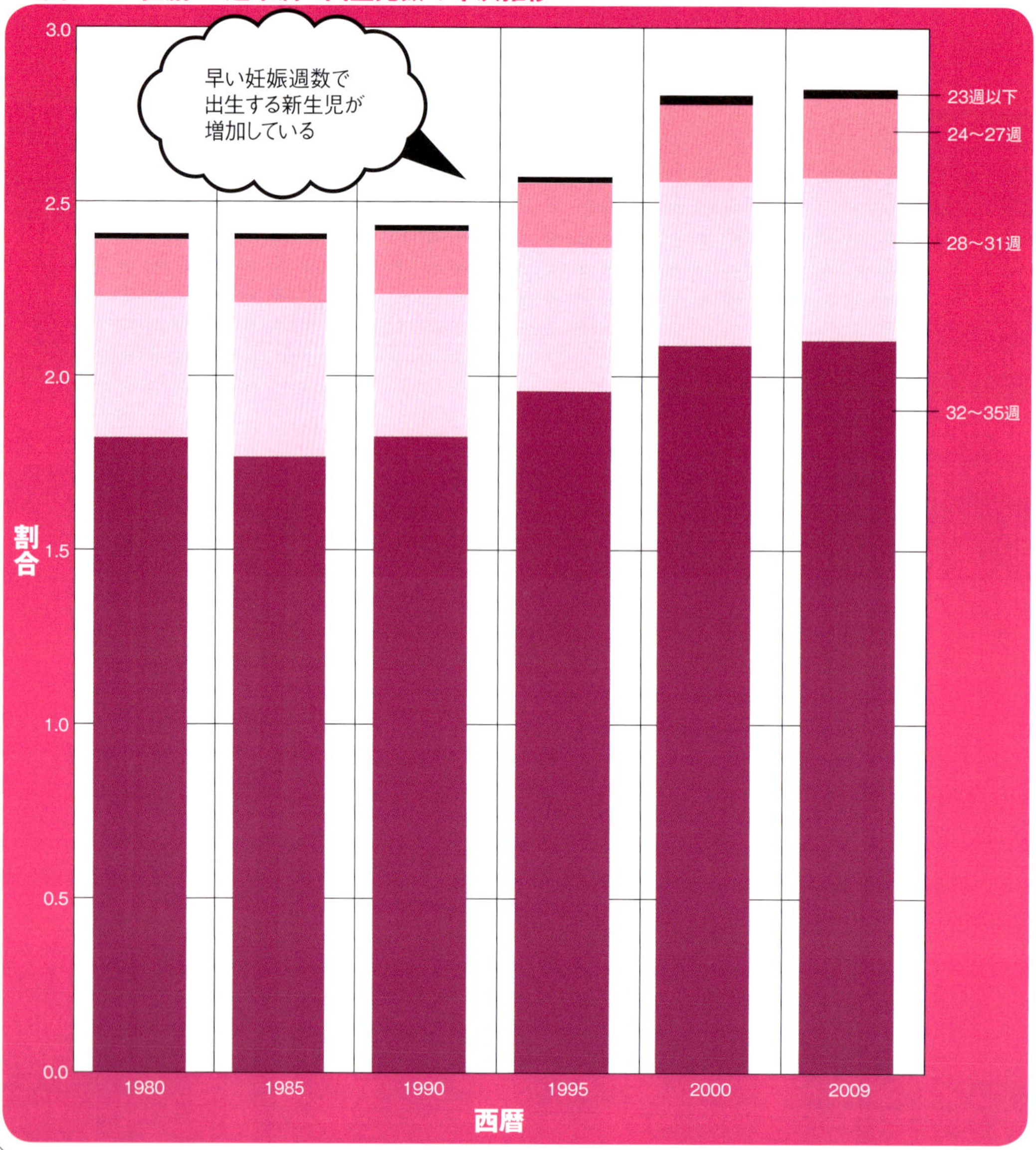

妊娠38週を過ぎれば陣痛誘発を行う傾向にあり、早い妊娠週数で出生する新生児が増加しています。しかし、その割合は増加しているとはいっても3％に満たず（**図2-5**）、増えているのは最も影響の小さい32～35週なので、10％近くを占める低出生体重児の原因としては不十分です。

妊婦が喫煙者だと低出生体重児が生まれやすいので、日本の女性の喫煙率が増加しているのでしょうか？

図2-6に示したように、2005年まで増加してきた20歳から39歳の女性の喫煙率はその後減少に転じています。しかし、現在もなお低出生体重児は減っていないので、妊婦の喫煙でも低出生体重児の増加を説明することはできません。

以上のようなことから、1980年以降の低出生体重児の増加は、主に母親のやせによると考えることができます。

図2-6 女性の喫煙率の年次推移（厚生労働省「国民健康・栄養調査」より）

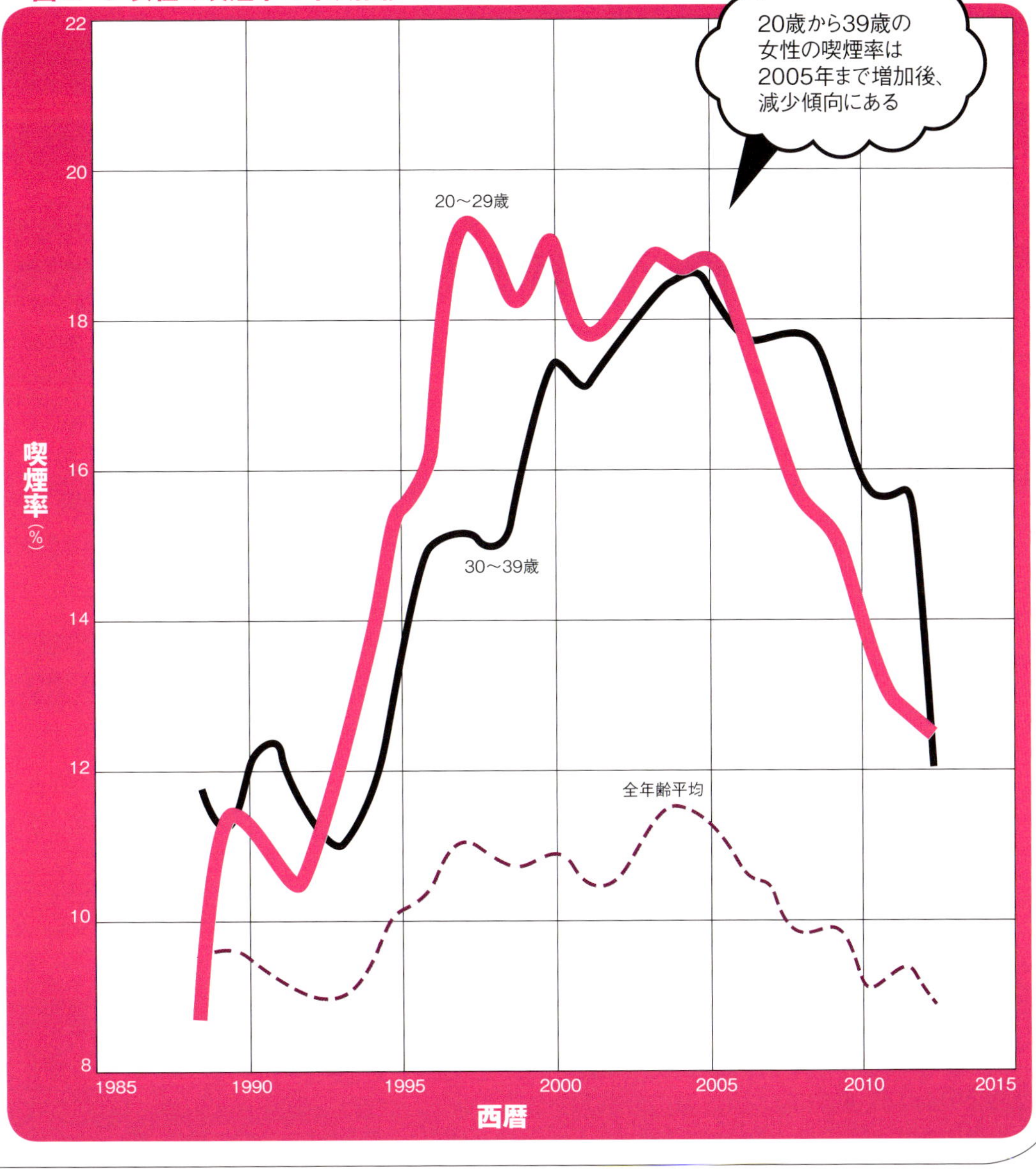

第2章 参考文献

Sagawa Masano et al.:「高齢者のインフルエンザワクチンに対する免疫応答 -栄養状態および身体状態との関連」Geriatr Gerontol Int. 2011; 11(1): 63-68.

山本逸男:「骨粗鬆症人口の推定」Osteoporosis Jan. 1999; 7: 10-11.

Villareal, D. T. et al.: Bone Mineral Density Response to Caloric Restriction-Induced Weight Loss or Exercise-Induced Weight Loss. Arch Intern Med. 2006; 166: 2502-2510.

Barker DJP, et al.: Weight in infancy and death from ischaemic heart disease. Lancet 1989; 2: 577-580.

Y. Yachi1, Y. Tanaka, I. Nishibata, et al.: Low BMI at age 20 years predicts gestational diabetes independent of BMI in early pregnancy in Japan: Tanaka Women's Clinic Study. Diabetic Medicine 2013; 3: 70-73.

肥満とは？

3 減量の必要性を科学的に判断する

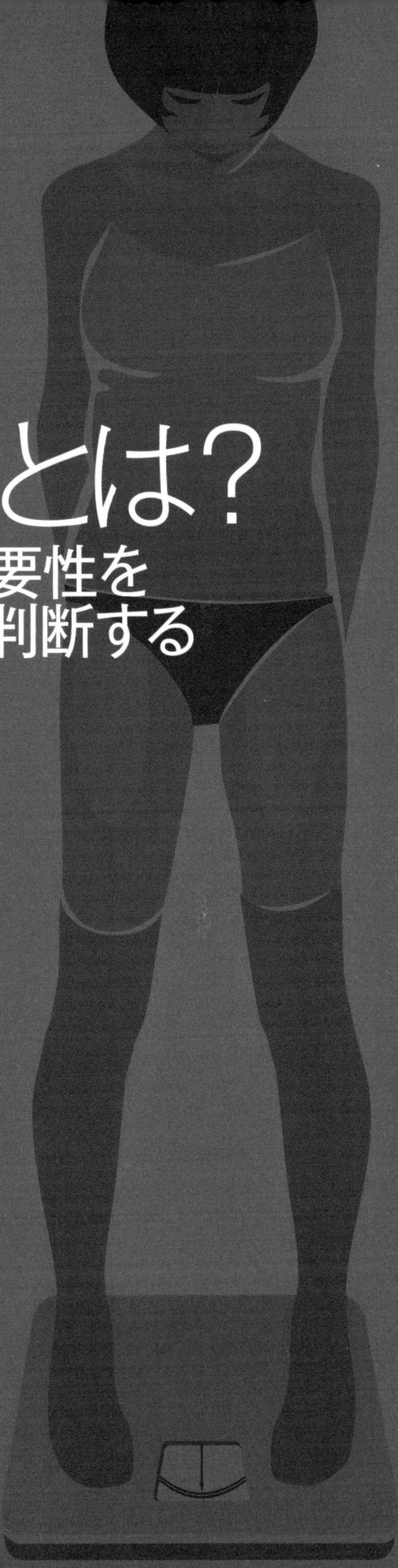

多くの人が美容目的で、感覚的に減量の必要性を判断しています。その時目標としているのは有名なファッションモデルたちでしょう。しかし、ファッションモデルのようになりたいと思っている人も、健康のためにやせたいと思っている人も、自分の最も健康的な体重を知っている人は少ないと思われます。

肥満と
減量の必要性は別もの

自分が肥満かどうかは、どうやって判断するのでしょうか？

多くの人は体重で、ないしは身長に体する体重の割合で肥満を判断しています。そして、WHOも、日本の多くの学会も、身長に体する体重の割合であるBMIで肥満を判断するという指針を示しています。しかし、体重やBMIでは、何によって体重が重いのかはわかりません。ひょっとしたら、体重が重いのは筋肉量が多いからかもしれません。骨が太いからかもしれません。

このようなことから、肥満はBMIで判断するとしても、減量の必要性はBMIだけでは判断すること

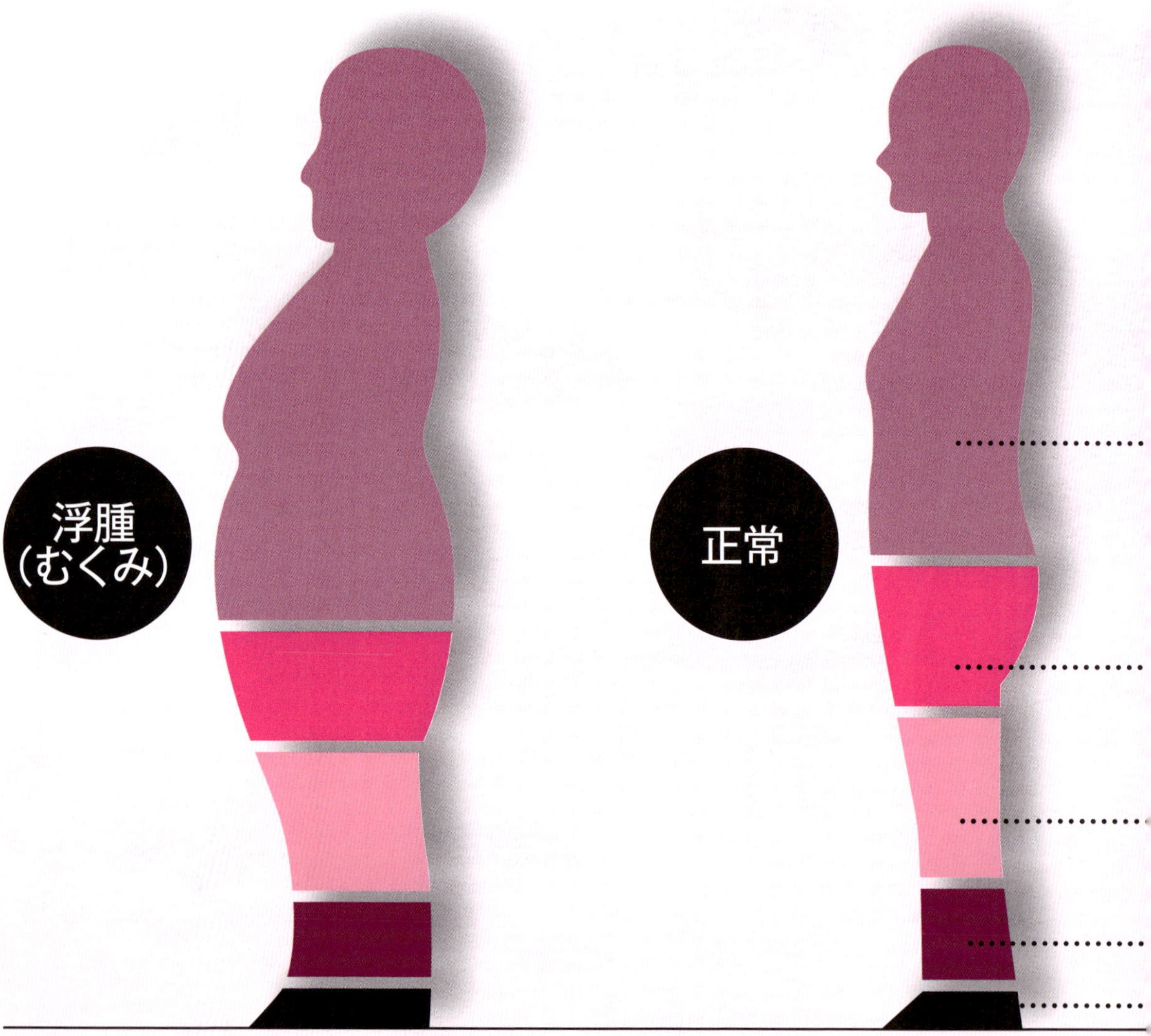

ができないのです。

肥満とは
体脂肪が多すぎること

肥満とは体脂肪が多すぎることです。身長の割に体重が重過ぎる場合は「過体重」とよんで、肥満とは区別します。

健康上の悪さをするのは過剰な体脂肪であって、体重ではありません。体脂肪以外の組織量が多くて体重が重い場合は、むしろ、健康上は好ましいことのほうが多いのです。

体脂肪以外の組織のことは、専門用語として「除脂肪組織（じょしぼうそしき）」とよびます。具体的には、骨格筋（筋肉）、内臓、骨、皮膚などのことです。そこで、除脂肪組織が多い場合は、これらの骨格筋、内臓、骨、皮膚などの組織が充実していることになるので、好ましいのです。

理想的には、身体を構成する物質の割合を測定し、その結果に基づいて、減量（増量）の必要性を判断する必要があります。身体を構成する物質の割合のことは、専門用語として「身体組成（しんたいそせい）」とよびます。

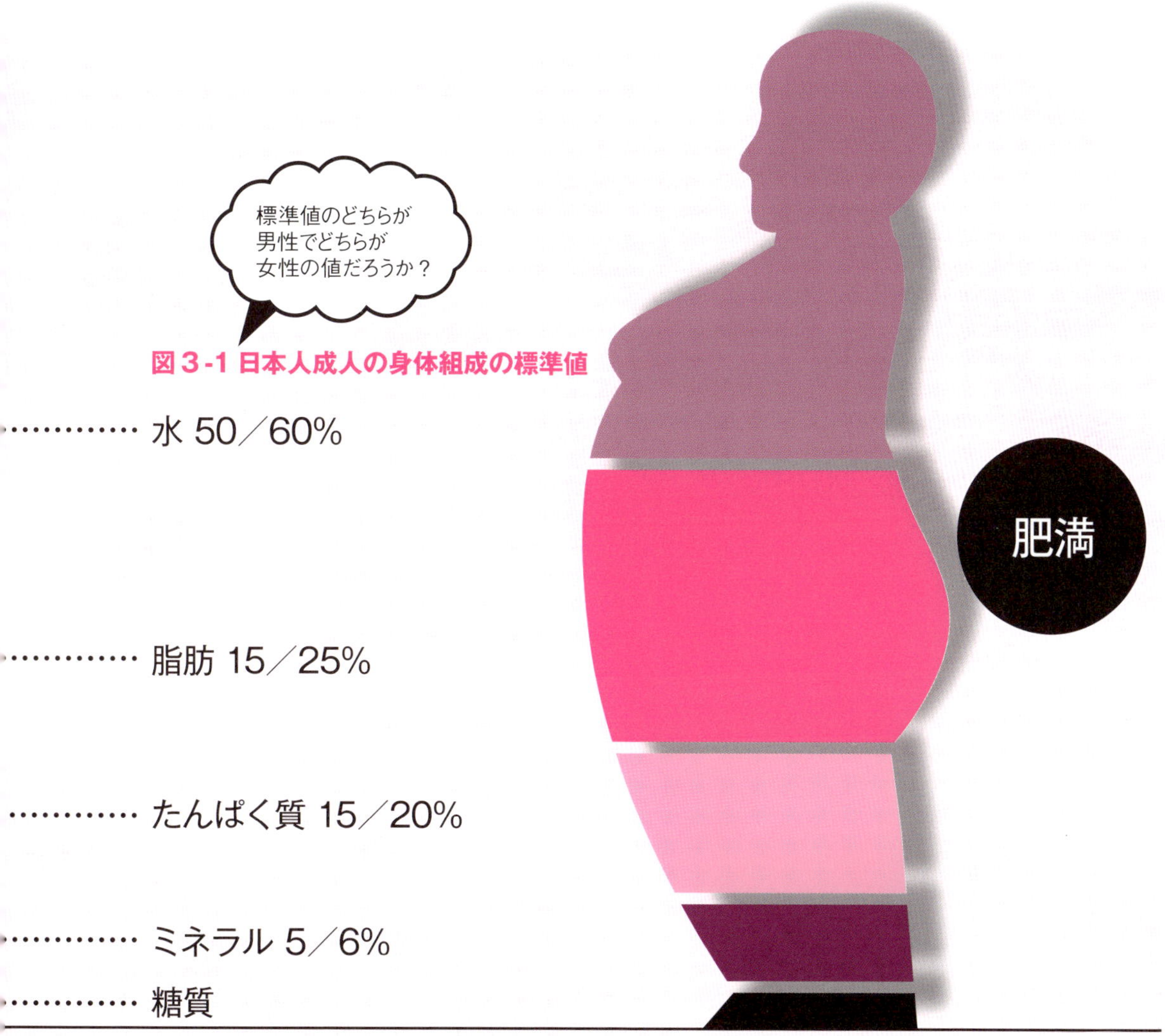

図 3-1 日本人成人の身体組成の標準値

体の水分割合が多いのは男と女どちら？

図３-１に、日本人成人の、男女別の身体組成の標準値を示しました。ただし、図には、どちらの数字がどちらの性の値であるのかはあえて示してありません。

なぜ、どちらの数字がどちらの性の値であるのかを明記しなかったかというと、とても重要なので、まず、皆さんに考えて欲しいからです。

私が教えている学生は、看護師を目指しているにしても、フィットネスインストラクターを目指しているにしても、女性の方が多いので、女性の値はどちらの数字なのかと考えていこうと思います。なお、図に示した値は「絶対的なもの」と考えないでください。これらの値は測定方法によって異なります。このため、他の書籍の中には異なった数字が示されていることもあります。

まず、体脂肪の割合から考えてみましょう。

体重に占める体脂肪の割合のことは「体脂肪率(たいしぼうりつ)」とよびます。男性よりも女性の体脂肪率の方が高いことはいうまでもないと思いますので、25%が女性の値、15%が男性の値になります。男性よりも女性の方の体脂肪率が高いことは女性らしさの基本であり、生物学的には、妊娠・授乳に備えるためです。

次に、体水分の割合を考えてみましょう。

50%と60%、どちらが女性の値ですか？答えは、50%です。正解でしたか？私は講義でも同じ質問を学生にするようにしているのですが、半数以上の学生が間違います。感覚的には「女性の方が水々しい」と思っているからでしょうか。このことを理解しないと、さまざまな過ちを犯します。それらの過ちの具体例は、次の【水と油は混じらない】で解説します。

３番目として、たんぱく質の割合を考えてみましょう。

15%と20%、どちらが女性の値ですか？答えは15%です。なぜなら、女性のほうの筋肉が細いので、女性のほうがたんぱく質の割合が低いのです。

最後に、ミネラル割合を考えてみましょう。

５%と６%、どちらが女性の値ですか？答えは５%です。なぜなら、女性のほうが骨も細いからです。[※1]

水と油は混じらない

女性の方が体水分の割合が低いことを確認しました。なぜなら、女性の方が体脂肪率が高いからです。単純です。脂肪が多い人は水分が少ないのです（図の右の「肥満」の人）。水と油[※2]は混じらないので当然です。ところが、この「当然」のことを理解していない人が多いために、多くの人が非科学的な肥満の言い訳をしたり、非科学的な減量方法を試みたりします。

例えば、「水を飲んだだけで太る」などという言い訳を聞いたことがありませんか？水にエネルギー（カロリー）は含まれないので、いくらたくさん水を飲んでも体脂肪が増えることは決してありません。健康な人では、過剰に飲んだ水分は30分ぐらいで尿として排泄されてしまうので、水をたくさん飲んだからといって体重が増えたままになってしまうことはありません。もし、水を飲んだだけで体重が増えたままになってしまう場合は、「太った」のではなく「浮腫（むく）んだ」といいます（図の左の「浮腫（ふしゅ）」）。そのような場合は、腎臓や、水分の調節をしているホルモンなどに問題がある可能性が高いので、医学的な検査を受ける必要があります。

例えば、「汗をかけばやせる」と思っていませんか？ 汗にはエネルギー（カロリー）は含まれないので、いくらたくさん汗をかいても体脂肪が減ることは決してありません。サウナに入ってやせようとするのは無駄な努力です。反対に、サウナに入った後で、のどが渇いてエネルギー（カロリー）を含む清涼飲料水やビールなどを飲めば、「太るためにサウナに入る」ことになります。

汗をたくさんかけば、体重は一時的に減ります。しかし、思い出してください。健康上問題があるのは体重が重いことではなかったはずです。問題なの

※1 男性の値を合計すると15%+60%+20%+6%=101%となり100%にならない。女性でも25%+50%+15%+5%=96%となり100%にならない。覚えやすいように、切りの良い値を示しているからである。
※2「油」は液体の油脂、「脂」は個体の油脂を意味する。

は体脂肪が多すぎることです。ですから、原則的には、体重の変化で一喜一憂してはいけないのです。

太っている人が汗っかきなのはどうして？

肥満している人のほうが汗をたくさんかきます。このことから、「肥満している人は体水分が多い」という誤解が生じることがあります。

なぜ肥満している人のほうが汗をかきやすいかといえば、皮下脂肪が厚いからです。皮下脂肪は断熱材の役割を果たします。

ヒトは、体温が過剰に高まらないように、呼吸、輻射（ふくしゃ）、伝動、気化熱（汗）の４つの方法で過剰な体熱を捨てます。

ヒトの場合は呼吸で体温を下げる割合はかなり少ないのですが、毛皮で覆われているイヌは主に呼吸によって体温を下げようとします。夏場のイヌはハアハア息をしていることが多いと思います。

あなたの近くに親しい人がいたら、そっと、手のひらをその人の顔に近づけてみてください。あなたの手のひらが顔に接触する前から、その人の体温が感じられると思います。これが輻射です。体熱が直接皮膚から飛び出してくるのを敏感な手で感じることができるのです。ところが、肥満している、すなわち皮下脂肪が厚い人は、皮下脂肪が熱を遮断するので、輻射で体温を十分に下げることができません。

冬場、屋外のベンチに座った途端「冷たい！」と感じると思います。なぜなら、あなたの体温よりも温度の低いベンチに、あなたの体温が伝わって奪われてしまうからです。これが熱の伝導です。夏場であったとしても、自分の体温よりも温度が低い椅子に座っている限り、自分の体温は椅子から床へと伝わって逃げていきます。また、皮膚に触れている空気にも体温が伝導するので、室温が体温よりも低い限り、これも体温を下げる役割を果たします。ところが、皮下脂肪が厚い人は、座布団の上に座るのと同じで、または厚着しているのと同じなので、熱の伝導を妨げます。

つまり、肥満している人は、輻射と伝動で体温を十分に下げることができないので、残る気化熱により多く頼ることになります。

気化熱とは、汗をかいて、その汗が蒸発することによって熱を奪うことをいいます。この結果、皮膚の表面の温度は下がりますが、皮下脂肪が厚い人では、その効果がなかなか身体の奥まで届かないので、ますます多くの汗をかいて皮膚温を下げなければならなくなります。肥満している人が汗っかきなのは、体水分が多いからではありません。

厚着をして運動すると減量できる？

しばしば、夏の暑い日に、厚着をしてジョギングやウォーキングをしている人を見かけます。フィットネスクラブに行くと必ず、サウナパンツのようなものをはいたり着たりして運動に励んでいる人がいます。フィットネスクラブのスタジオプログラムでは、「汗が十分にかけない」といって、インストラクターにスタジオの温度を上げるように要求する人もいます。

しかし、このような努力は無駄なだけでなく、むしろ反対に減量効果を弱くする可能性が高く、時には命がけの行為である（熱中症の危険性がある）ことを知る必要があります。

厚着をして（熱いところで）運動をすると、より心拍数が高くなります。当然、本人もよりつらく感じます。そのため、運動強度を無意識に下げてしまったり、早く疲れてしまい、運動時間が短くなってしまったりします。この結果、運動量（消費カロリー）が少なくなって、減量効果が十分に得られなくなる可能性が高くなります。

「自分は、厚着をしても、運動強度が下がってしまったり、運動時間が短くなってしまったりするようなことがないように努力している」と思われた方もおられるかもしれません。それならば、快適な服装をして、または夏場なら涼しい時間帯（早朝など）を選んで、その努力をより強度の高い運動[※3]を行っ

※3「減量のための運動は低強度のほうがよい」といわれることがあるが、これは間違った考え方である。その理由については、「8. 減量に効果的な運動とは？」で解説している。

たり、より長い時間運動を続けたりすることに使ってください。そのほうがより多くのエネルギーを消費できるので、効果的に減量することができます。フィットネスクラブでは、激しい運動をしても汗をかかない程度に温度を下げるように要求してください。アメリカスポーツ医学会は、有酸素性運動を行う場合、室温を20～22℃に設定するようにとの指針を示しています。

脂肪を燃やすためには より多くの酸素が必要

もう1つ、汗をかかないように運動するほうが、より減量効果が高まる理由があります。

暑い環境で運動したり、厚着をしたりして運動をすると、身体は体温が過剰に高まらないように、多くの血液を皮膚に循環させ、温まった血液を冷やそうとします。その分、骨格筋に送られる血液量が少なくなります。

ヒトの体内で、脂肪を酸素で燃やす（脂肪を消費する）ためには、糖質を酸素で燃やす場合よりも多くの酸素が必要です。体温調節のためにより多くの血液が皮膚に送られ、骨格筋に送られる血液量が減少すると、その分、骨格筋に供給される酸素の量も減ってしまいます。骨格筋に十分な酸素が届かなくなると、骨格筋は、脂肪ではなく、糖質を消費する割合を高めます。

つまり、運動中の体脂肪の消費量が少なくなってしまうのです。このことは、本人の努力とは別の生理学的な変化ですから、いくら「自分は、厚着をしても、運動強度が下がってしまったり、運動時間が短くなってしまったりするようなことはない」とがんばってもダメなのです。

「フルマラソンのレースは寒い冬に開催される」ことが多い理由を思い起こしていただければ、以上の解説も理解が深まるのではないでしょうか。

ただし、誤解しないでいただきたいのは、「汗をかかないように運動する方が、より減量効果が高まる」といっても、そのために運動強度を下げてはいけません。運動強度を下げてしまうと、同じ時間運動した際の運動量（消費カロリー）が少なくなってしまうので、十分な減量効果が得られなくなる可能性があります。減量に効果的な運動の強度については、第8章で解説します。

体脂肪計（身体組成計）は 何を計っているのか？

近年、簡便に体脂肪率（身体組成）を測定する安価な機械が普及しています。電気店ばかりでなく、ホームセンターやディスカウントストア、さらには、生活雑貨店などでも売られており、安いものだと3,000円程度で購入することができます。

皆さんの中にも、持っている人が多いと思いますが、それらの体脂肪計の測定原理はご存じでしょうか？

それらの機械には、電極がついています。あなたの身体に電気を流すためのものです。電池でも機能する装置なので、身体に電気を流すといっても、とても弱い電気です。その電気の流れにくさから、身体組成を推定しています。この方法は、専門的には「生体インピーダンス法」とよばれます。インピーダンスとは「電気抵抗」のことです。

思い出してください。肥満している（体脂肪率が高い）人は、体水分は多いのでしたか？それとも少ないのでしたか？ そうです。肥満している人は体水分の割合が低いのです。電気は水分が多いほど流れやすく、反対に水分が少ないほど流れにくいので、肥満している人ほど電気は流れにくいのです。

つまり、これらの機械は直接的には体脂肪率を測定しているのではなく、体水分率を測定しているのです。

体脂肪計の3％は 測定誤差

研究機関で使用されている数百万円を超えるような高価な測定器は測定原理が異なりますが、民間のスポーツクラブや公共の施設で使用されている百数十万円の測定器を含めて、市販されている体脂肪率の測定器のほとんどは、生体インピーダンス法を応用したものです。つまり、直接的には体水分の割合を測定するものです。

そこで、少し考えてみてください。

皆さんの身体の中にある水分の量は、一日の中で常に一定ですか？そんなことはなく、飲んだり食べたりすることによって体内の水分は増えます。排泄したり、汗をかくことで体内の水分は減ります。これらに伴い、体脂肪計に表示される体脂肪率の値が変化します。そのため、機械に表示される３％以内の体脂肪率の変化は、測定誤差だと解釈する必要があります。

こうした機械が有する問題点がもう１つあります。それは、同じ人を異なったメーカーの機械で測定すると異なった体脂肪率の値が示されることです。その原因は、メーカーによって異なった周波数の電流を使用したり、異なった精度の部品を使用したり、そして、なによりも異なった計算式を使用しているからです。このため、生体インピーダンス法を用いた測定値に対して、国としての統一した肥満の判定値を決めることができず、定期健康診断ではこれらの機械は使用されていないはずです。

肥満とは体脂肪が多すぎることです。そして、肥満を判定するためには体脂肪率を測る必要があります。しかし、実際には、簡単に、短時間に、安価に体脂肪率を正確に測定する方法がないのです。

肥満をBMIで判定する理由

測定の精度からいうと、生体インピーダンス法を含めたさまざまな簡易的な体脂肪率の測定（推定）よりも、身長と体重測定の方がはるかに簡便かつ正確で、再現性も優れています。そして、スポーツ選手、肉体労働者、そして一部の病気の人を除き、一般的な生活を送っている人では、身長と体重で計算する体格指数が体脂肪率とよく相関することが明らかにされています。

さらに、多くの研究によって、さまざまな体格指数の中で、BMIが最も健康との関連性が強いことも確認されました。このようなことから、現在は、国際的にもBMIで肥満を判定することになっているのです。

BMIの計算式は、

体重（kg）÷身長（m）÷身長（m）

または、

体重（kg）÷［身長（m）×身長（m）］

または、

体重（kg）÷［身長（m）］^{2}

です。この３つの計算式の計算結果は同じなので、お好きなものをお使いください。

私の身長は173㎝、体重は68kgなので、

68÷1.73÷1.73=22.7

となります。

国内外の、異なった人種を対象にした研究において、BMIが22程度の人が最も生活習慣病になりにくいことがわかり、国際的にも22が最も健康的なBMIの値としての「標準値」と決められています。

しかし、血液検査の値もそうですが、生理学的な指標には必ず個人差が伴います。このため、BMIは18.5～25の間は問題がないとみなされます。そしてBMIが18.5～25は「普通」とよばれます。（専門的には、BMIにおいて「標準」と「普通」という言葉を使い分けます）

表３-１にBMIによる肥満の判定基準を示しました。

BMIだけでは減量の必要性は判断できない

現在はBMIで肥満とやせを判定することになっています。しかし、BMIは体重と身長だけで計算する指数なので、その計算結果だけでは、身体の中身、すなわち身体組成はわかりません。

例えば、**表３-２**に示したように、日本の男性ボディビルダーで70kg級以上のクラスで入賞する人たちのBMIは25を超えていて、**表３-１**に示した日本肥満

学会の基準で判断すると「肥満」と判定されます。しかし、彼らが減量する必要があるとは思えません。

現状ではBMI以上に優れた肥満の判定基準がないため、定期健康診断などを含めて、肥満の判定はBMIで行うことになっています。しかし、BMIでは身体組成はわからないので、BMIだけでは減量の必要性を判断することはできないのです。

あなたの体脂肪は どこに蓄積しているか？ 皮下脂肪と内臓脂肪

仮に体脂肪率を簡単に、短時間に、安価に、正確に測る方法が発明されたとしても、体脂肪率だけで減量の必要性を判断することはできません。

なぜなら、同じ体脂肪率であっても、その体脂肪が内臓に蓄積しているのか、皮下脂肪として蓄積しているのかによっても、健康に及ぼす影響が大幅に異なっているからです。

脂肪が内臓に蓄積しているタイプを内臓脂肪型、皮下に蓄積しているタイプを皮下脂肪型とよびます。そして、内臓脂肪型肥満の方が高血圧、糖尿病、心臓病などの命に関わる生活習慣病を引き起こす可能性が高く、このタイプの肥満を「たちの悪い肥満」という意味で、日本肥満学会は「質的肥満」とよんでいます。皮下脂肪型の肥満も不妊、変形性関節症、睡眠時無呼吸症候群などの健康上の問題を引き起こします。この場合は、絶対的な脂肪量の過多が悪さをするので、日本肥満学会は「量的肥満」

表 3 - 1 BMIによる日本肥満学会の肥満判定基準（2000年）

状態	指標
低体重（やせ）	18.5未満
普通体重	18.5以上、25未満
肥満（1度）	25以上、30未満
肥満（2度）	30以上、35未満
肥満（3度）	35以上、40未満
肥満（4度）	40以上

表 3 - 2 日本クラス別ボディビル選手権2013の入賞者の平均BMI

男性		女性	
クラス	平均BMI	クラス	平均BMI
60kg級	23.3	46kg級	18.6
65kg級	24.5	49kg級	19.6
70kg級	26.2	52kg級	19.7
75kg級	26.1	55kg級	20.2
80kg級	27.7	58kg級	20.9
85kg級	27.3	58kg超級	20.8

とよんでいます。

正確に体脂肪の分布を知るためには、CTやMRIで調べる必要があります。しかし、CTの機械はとても高価で億単位にもなります。MRIは、CTより若干安くはなるものの、最低でも数千万円はします。このような機材を使用するため、内臓脂肪を測定するための費用は1回5,000円前後[※4]になってしまいます。

このようなことから、現在では、腹囲を巻尺（メジャー）で計測することによって内臓脂肪量を推定する方法が採用されています。CTを用いた計測結果と、腹囲との相関関係から、男性では腹囲が85cm、女性では腹囲が90cm以上になると、内臓脂肪型の肥満である疑いがあると判定されます。

そして、BMIが25以上で、男性で腹囲が85cm、女性で腹囲が90cm以上の場合は、内臓脂肪型肥満である可能性が高いので減量する必要があると判断します。

なお、計るのは、ウエストではなく「腹囲」です。ウエストとは、胴体で一番くびれた部分をいい、腹囲はおへその高さで計測した時の胴回りの値です。「腹囲」というよび方を含めて、間違わないようにしてください。

※4 人間ドックの場合。

図3-2 皮下脂肪型肥満と内臓脂肪型肥満

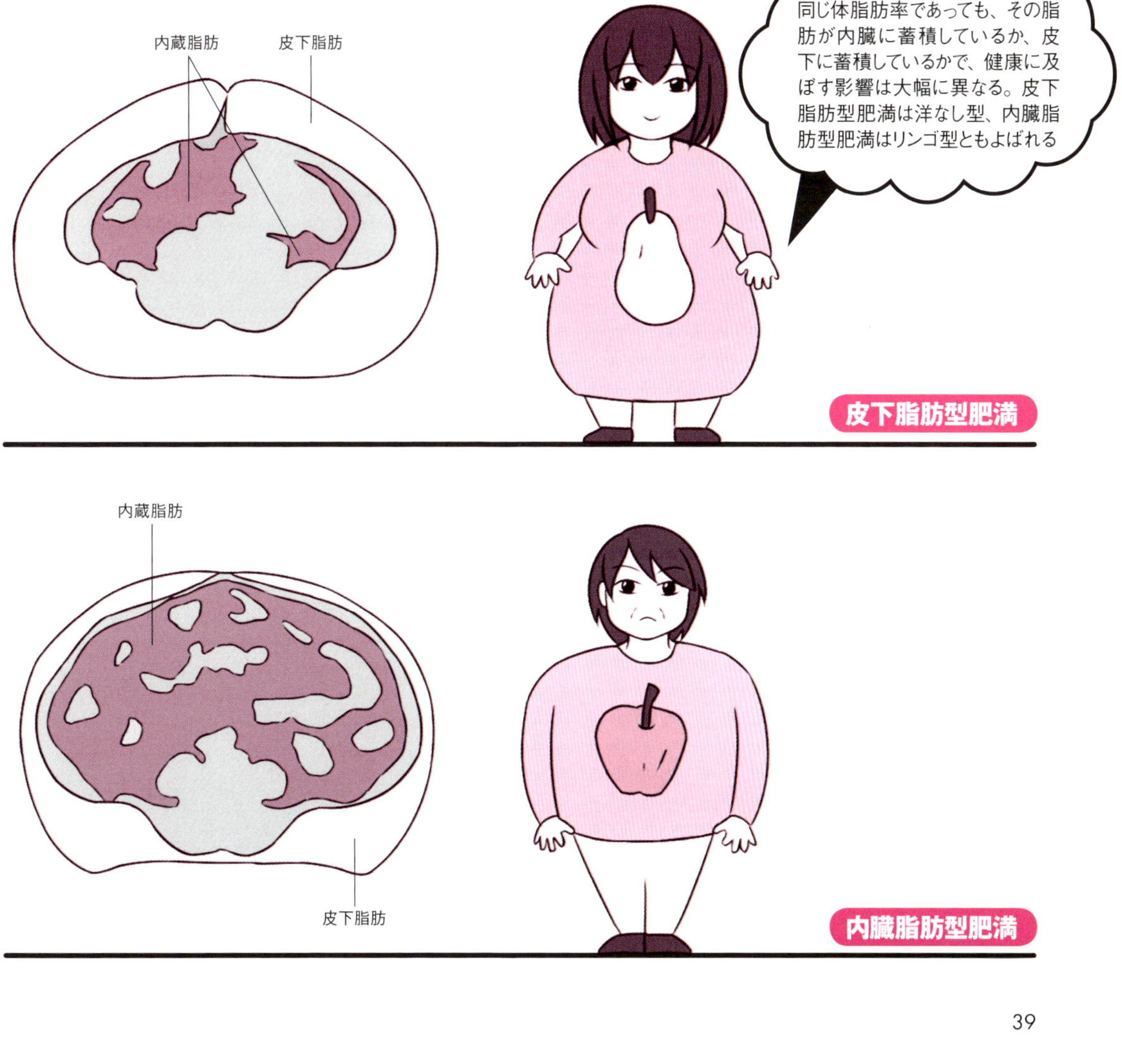
内蔵脂肪
皮下脂肪
同じ体脂肪率であっても、その脂肪が内臓に蓄積しているか、皮下に蓄積しているかで、健康に及ぼす影響は大幅に異なる。皮下脂肪型肥満は洋なし型、内臓脂肪型肥満はリンゴ型ともよばれる
皮下脂肪型肥満
内蔵脂肪
皮下脂肪
内臓脂肪型肥満

もっと詳しく

BMI (Body Mass Index) について

BMIとは本来は体格指数のこと

BMIはBody Mass Indexという英語の頭文字をつなげた造語で、その本来の意味は「体格指数」です。

身長と体重から体格を評価する計算式には複数のものがあり、昔はローレル指数とよばれるものの方がよく知られていました。ところが、ローレル指数と健康との間にあまり強い関連性が確認できませんでした。これに対して、現在BMIとよばれる、本来はケトレー指数（Quetelet Index）とよばれていた指数の方が健康との関連性が強いことを複数の研究が明らかにしました。そこで現在では、国際的にも、ケトレー指数をBMIとよぶようになっています。

BMIによる標準体重

最も健康的なBMIの平均値は22です。つまり、BMIの「標準値」は22です。そのため、BMIが22になる体重を「標準」体重とよびます。「理想」体重とよんでも良さそうですが、同じBMIであっても、実際には体脂肪率は異なる可能性が高く、最も「理想」的な体重には個人差があったり、状況によっても変化したりもするので、「理想」ではなく、「標準」体重とよびます。

BMIの計算式は、

体重（kg）÷［身長（m）］^{2}

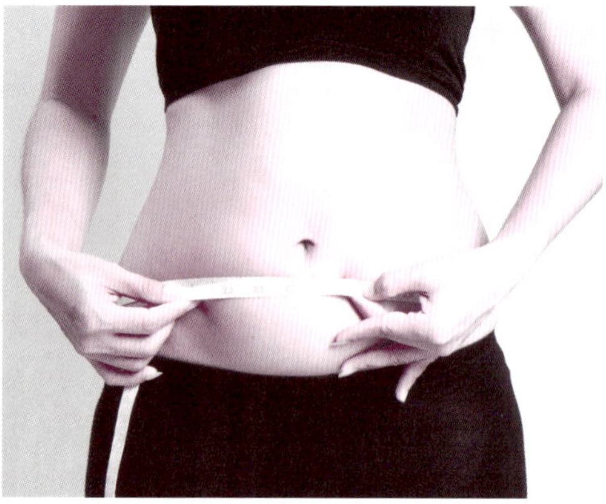

です。そうすると、

標準体重（kg）÷［身長（m）］^{2}＝22

ということになり、この式の項を入れ替えて、

標準体重（kg）＝22×［身長（m）］^{2}

と標準体重を計算することになります。

2型糖尿病の食事療法では、この標準体重に基づいて食事量（摂取カロリー）を決めることになっています。

私の身長は173cmなので、私の標準体重は、

22×1.73×1.73=65.8kg

となります。

第3章 参考文献

Keys, A. et al.: Indices of relative weight and obesity. J. Chronic. Dis. 1972; 25 (6) : 329-343.

④

減量しなければいけない肥満とは?

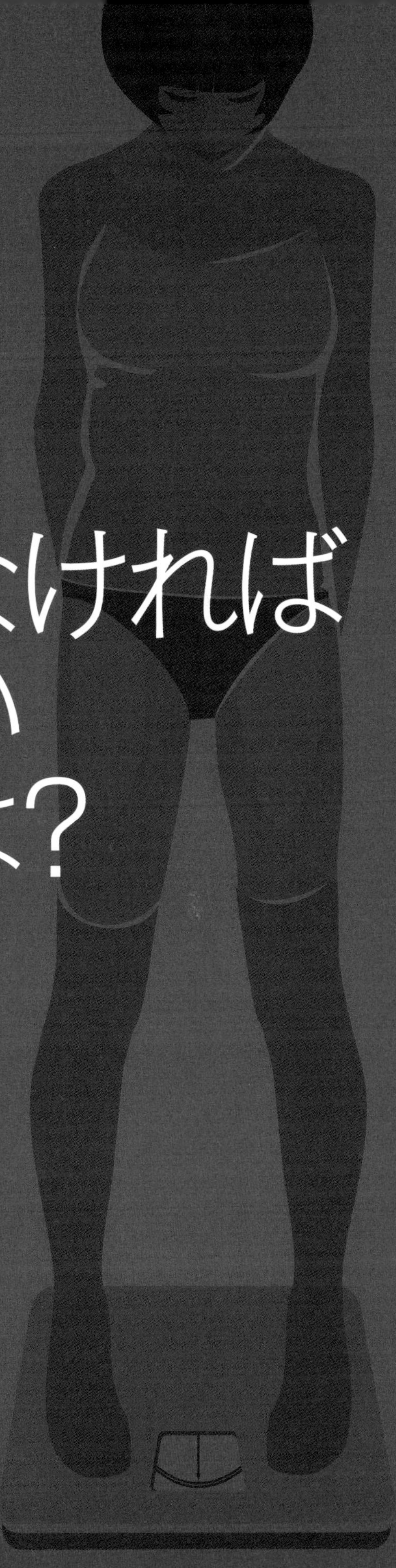

多くの日本人は男女とも必要以上にやせたいと思っていますが、減量の必要性は、美容や好みではなく、客観的な医学的根拠に基づいて判断しなければなりません。

肥満の判定はBMIで行います。しかし、BMIでは、体脂肪率も、さらには体脂肪の分布（内臓脂肪が多いのか、皮下脂肪が多いのか）もわからないので、BMIだけでは減量の必要性を判断することはできない、と前の章で説明しました。

先に結論を示すと、減量の必要があるのは、BMIが25を超えていて、かつ、

内臓脂肪型肥満である、または、

すでに肥満に関連する健康問題を有している、または、

今は健康上の問題はないが、遺伝的に肥満に関連した健康問題を起こす可能性が高いと考えられる、

の３つの場合です（**表４-１**）。

減量が必要な場合①
内臓脂肪型肥満である

皮下脂肪型肥満と比較して、内臓脂肪型肥満の方が糖尿病や高血圧、そして心筋梗塞や脳梗塞などの命に関わる病気にかかる可能性がはるかに高いことがわかっています。このため、今現在は病気でなくても、将来これらの生活習慣病になる可能性が高いので、内臓脂肪型の肥満の場合は、予防的に減量する必要があります。

内臓脂肪型肥満であることを確定診断するためにはCTスキャンによる検査を受ける必要があるのですが、定期健康診断などでは、**表４-１**に示した腹囲で、内臓脂肪型肥満である可能性をスクリーニングすることになっています。

減量が必要な場合②
肥満と関連した疾患や
障害がすでにある

内臓脂肪が多い場合だけでなく、他にも減量する必要がある場合があります。その１つが、BMIが25以上で（肥満していて）、すでに肥満と関連がある疾患や障害を有している場合です。

肥満すると発生率が高くなる疾患や障害には糖尿病や高血圧をはじめ、非常に多くのものがあります。代表的なものを**表４-２**に示しました。

表４-１ 減量が必要な肥満（肥満症）

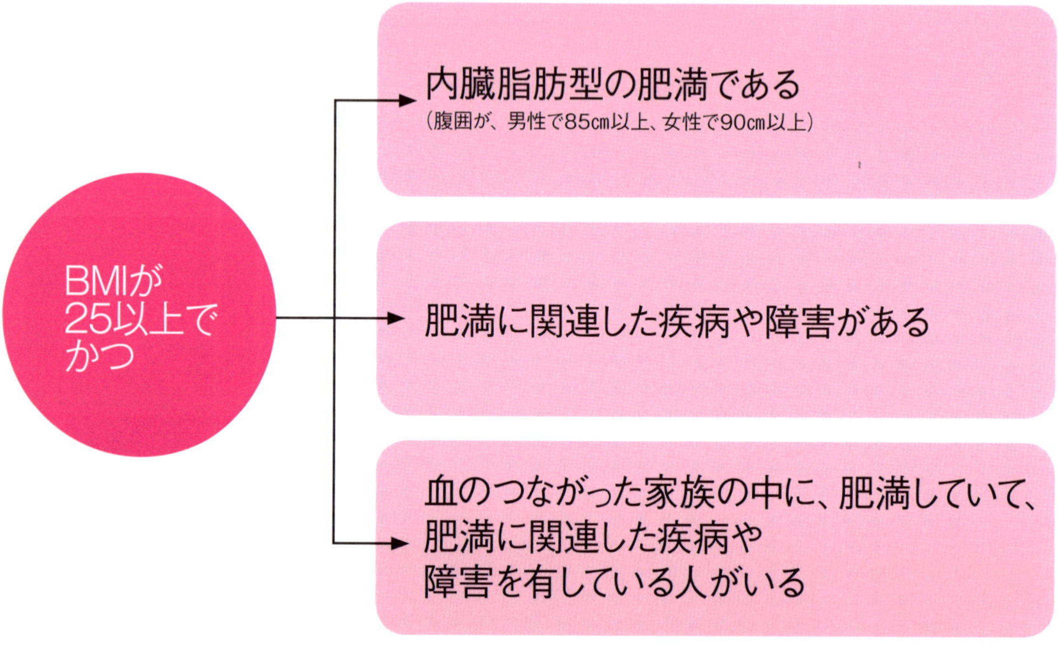
BMIが
25以上で
かつ
内臓脂肪型の肥満である
（腹囲が、男性で85cm以上、女性で90cm以上）
肥満に関連した疾病や障害がある
血のつながった家族の中に、肥満していて、
肥満に関連した疾病や
障害を有している人がいる

減量が必要な場合③ 肥満に関連した疾患や障害を持つ家族がいる

肥満に関連した疾病や障害の多くは、遺伝性の疾病や障害でもあります。

このため、今はまだ若くて、これらの疾病や障害が発生していなくても、自分のBMIが25以上で、血のつながった家族の中に「肥満していて、**表４-２**に示したような疾病や障害を有している人がいる」場合は、将来、これらの疾病や障害を起こす可能性が高いので、予防的に減量する必要があります。

なぜ内臓脂肪型肥満が危険なのか？

メタボリックシンドローム

皆さんは「メタボリックシンドローム」ということばはよくご存知のことと思います。

メタボリックシンドロームという病名（症候名）や診断基準が、日本の学会で正式に決められたのは2005年の４月です。日本肥満学会、日本動脈硬化学会、日本糖尿病学会、日本高血圧学会、日本循環器学会、日本腎臓病学会、日本血栓止血学会、日本内科学会の８つの学会が合同で決めました。

メタボリックシンドロームでは、それぞれは軽い異常であっても、複数の異常が重なると、そうでない人と比べて心臓病や脳梗塞などの動脈硬化性疾患になる可能性が30倍以上にも高くなります。

メタボリックシンドロームの正式な診断基準は**表４-３**のとおりですが、診断基準のA「内臓脂肪蓄積（内臓脂肪面積100平方cm以上）のマーカーとして、ウエスト周囲径が男性で85cm、女性で90cm以上」というのは絶対的な基準です。

仮に、２番目の基準であるBの３つの項目、①清脂質異常、②血圧高値、③高血糖の全てにあてはまるとしても、Aの基準を満たしていなければ、メタボリックシンドロームではありません。

それでは、なぜ、これほど内臓脂肪の蓄積が問題なのでしょうか。

表４-２
肥満すると発生率が高まる主な疾患や障害

- ２型糖尿病[※1]
- 本態性高血圧[※2]
- 血清脂質異常症[※3]
- 高尿酸血症や痛風
- 非アルコール性脂肪性肝炎 (Non-alcoholic steatohepatitis：NASH)
- 膵炎
- 胆石
- 虚血性心疾患
- 脳卒中
- 閉塞性動脈硬化症
- アルツハイマー型認知症
- 大腸癌
- 前立腺癌
- 乳癌・子宮癌・卵巣癌・膣癌
- 変形性関節症
- 睡眠時無呼吸症候群

1 糖尿病には複数の種類があるが、生活習慣病としての糖尿病は２型糖尿病とよばれる。2 高血圧にも複数の種類があるが、生活習慣病としての高血圧は本態性高血圧とよばれる。3 単に「脂質異常症」とよばれることもある。

内臓脂肪細胞はすぐに満杯になる

脂肪細胞の数は、単純に考えると、必要に応じて増えたり減ったりしそうですが、そうではないことがさまざまな研究によって確かめられています。成長期に肥満すると脂肪細胞数が増加し、成人してからはあまり脂肪細胞数は増えません。また、一度増えた脂肪細胞の数は、食事制限や運動を行ったり、胃を縮小する手術をうけたりしても減少しません。

成長期に細胞の数が増えて、成人後はあまり増えないという特徴は、脳細胞を始め、ヒトの身体組織を構成しているほぼ全ての細胞に共通した性質といってよいと思います。

この特徴は、特に内臓脂肪細胞において顕著です。そのため、いわゆる中年太りになっても内臓の脂肪細胞数は成長期のように増えないので、それ以上脂肪の貯蔵量を増加させることができなくなる可能性があります。また、皮下脂肪と異なって、内臓脂肪の場合は、腹腔の中というスペース上の制限もあり、脂肪の貯蔵量を際限なく増やすことはできません。

このような状態になっても、食べ過ぎや運動不足の生活を続けていると、蓄え切れなくなったエネルギーは脂肪細胞からあふれ出てくることになります。どこにあふれ出てくることになるかというと、まずは血液の中にです。これが、内臓脂肪型肥満になると、糖尿病や血清脂質異常を起こしやすくなる単純な説明です。

最近では、脂肪細胞からあふれ出てきた脂肪は、心臓などの組織のまわりにも沈着することがわかっており、この余計な脂肪は異所性脂肪とよばれます。

これに対して、成長期に肥満すると、細胞分裂が盛んな時期であることから、皮下組織の脂肪細胞数が増加し、脂肪を蓄える能力が高くなり、なかなか溢れ出てきません。

女性ホルモンが少ないと内臓脂肪が増加する

思春期になると、卵巣からの女性ホルモンの分泌量が増加し、女性の体脂肪は増加し始めます。この理由は、妊娠・出産に備えるためです。特に、女性ホルモンは、皮下組織の脂肪細胞数を増加させます。

また、この皮下脂肪細胞自身も性ホルモンを分泌しています。このため、女性の体内にも男性ホルモンが、男性の体内にも女性ホルモンが存在しています。しかし、男性の場合は、皮下脂肪細胞が分泌する女性ホルモンの量は少ないので、肥満した場合は、内臓脂肪が増加しやすくなります。

女性でも、閉経前後から女性ホルモンは急激に減少するので、これ以降に肥満すると内臓脂肪が

表４-３ メタボリックシンドロームの診断基準

A → 内臓脂肪蓄積（内臓脂肪面積100平方㎝以上）のマーカーとして、
ウエスト周囲径が男性で85㎝、女性で90㎝以上

&

B → ❶清脂質異常（トリグリセリド値150㎎/dL以上、
またはHDLコレステロール値40mg/dL未満）
❷血圧高値（最高血圧130㎜Hg以上、または最低血圧85㎜Hg以上）
❸高血糖（空腹時血糖値110㎎/dL）
の３項目のうち２つ以上を有する場合

増加します。そして、男性と同様に生活習慣病を起こしやすくなるのです。

脂肪細胞はホルモン様物質を分泌している

脂肪細胞の主な役割は、エネルギー源としての脂肪を蓄えることです。そして、性ホルモンも分泌しています。かつては、この２つが脂肪細胞の主な役割だと考えられていましたが、20年ほど前、脂肪細胞は性ホルモンばかりでなく、さまざまな種類のホルモンのような物質を分泌していることがわかりました。

ホルモンとは、特定の臓器・器官で合成されて血液中に分泌され、別の決まった組織の細胞でその効果を発揮する物質のことをいいます。このような物質のことを「生理活性物質」ともいいます。脂肪を意味するadipose（アディポウス）、細胞を意味するcyte（サイト）、そして生理活性物質を意味するkine（カイン）をつないで、脂肪細胞から分泌される生理活性物質はAdipo-cytokine（アディポサイトカイン）とよばれます。

以前から、「体重のセットポイント理論」とよばれる仮説があり、多くの人では、カロリー計算などしなくても、ほぼ一定の体重が保たれます（体重のホメオスタシス：恒常性）。これはヒトの摂取エネルギーや消費エネルギーを自動的に調節しているメカニズムが存在するからだと考えられてきました。

具体的にその役割を果たしている物質は見つかっていませんでしたが、ついに、この役割を果たしている物質の１つとして、生理活性物質のレプチンが発見されました。

レプチンには食欲を弱める作用があります。脂肪細胞内の貯蔵脂肪量が増加すると、その細胞から分泌されるレプチンの量も増加します。このレプチンは血液循環に乗って、食欲を調節している視床下部[※4]へ運ばれ、食欲を弱めます。また、視床下部は自律神経の調節にも関係しており、レプチンが視床下部を刺激すると交感神経の活動性が高まり[※5]、褐色脂肪細胞[※6]を活性化するなどしてエネルギーの消費量が増加し、過剰なエネルギーを消費します。このようにして[※7]、私たちの体重（体脂肪量）は自動的に一定に保たれているのです。

それでは、なぜ、肥満は生じるのでしょうか？

その原因の１つは、レプチンに対する視床下部の感受性（効き）が弱い人がいるためです。このような人では、人工的に造ったレプチンを薬として与えても、やせません。なぜ、人によってレプチンに対する

※4 間脳の底部を形成する部分。食欲を調節しているだけでなく、自律神経系および、体温・睡眠・生殖などを調節する働きもしている。
※5 レプチンが交感神経の活動を高めるということは、レプチンは血圧を高めることも意味する。これが、肥満者に高血圧が多いことの１つのメカニズムである。
※6 章末「もっと詳しく・脂肪細胞の種類ー白色脂肪細胞と褐色脂肪細胞」参照。
※7 他にも食欲を調節したり、エネルギー代謝を調節したりしているメカニズムは存在する。

カプサイシンは脂肪を減らすか？

現在では、交感神経系を刺激するとノルアドレナリンやアドレナリンなどの神経伝達物質が出て、褐色脂肪細胞が活性化することがわかってきています。

交感神経を刺激する方法として、カプサイシンあるいはその類縁体であるカプシノイドをマウスやラットに投与すると、直ちに褐色脂肪組織温度が上昇し、この結果体温も上昇し、エネルギー消費量が増加します。長期に投与を続けると体脂肪量が減少します。

しかし、斉藤らは、カプシノイドがヒトの褐色脂肪に及ぼす影響を調べたところ、褐色脂肪細胞の存在が検出された成人被験者ではエネルギー消費量が増えたものの、褐色脂肪細胞の存在が検出されない者では有意な変化は見られなかったことを報告しています。

すなわち、肥満しやすい（褐色脂肪細胞が減ってしまっている）人では、カプサイシンは役に立たないのです。

感受性の強さが異なっているのかについては、遺伝が関係している可能性があるものの、詳細はまだ不明[※8]です。

善玉と悪玉のアディポサイトカイン

脂肪細胞から分泌される生理活性物質（アディポサイトカイン）の中で、レプチンは、肥満を予防する働きをしているので、いわば善玉のアディポサイトカインです[※9]。

レプチン以外に、善玉のアディポサイトカインとしてはアディポネクチンが知られています。アディポネクチンは日本人が発見したアディポサイトカインですが、動脈硬化を抑制したり、糖尿病を予防したりと、とても重要な役割を果たしています。

ところが、他のアディポサイトカインは悪玉ばかりです。詳しくは**表4-4**を参照していただくこととして、これらの悪玉アディポサイトカインは、脂肪細胞内の脂肪の貯蔵量が増加すると、その分泌量が増加します。このため、肥満するとさまざまな生活習慣病が生じやすくなるのです。

内臓脂肪細胞は
アディポサイトカインを分泌しやすい

すでに、内臓の脂肪細胞数は増加しにくいことを紹介しました。成人後に肥満すると、特に男性は内臓脂肪型の肥満になりやすいのですが、その場合は、個々の内臓脂肪細胞内の脂肪の貯蔵量が増加するため、多種類の悪玉アディポサイトカインを分泌するようになります。これが生活習慣病を引き起こします。

善玉アディポサイトカインであるアディポネクチンは、全く反対に、脂肪細胞内の脂肪の貯蔵量が増

※8 遺伝が関与していることは明らかになっているが、それが全てではないと思われる。
※9 ただし、血圧を高めるので、絶対的な善玉ではない。また、変形性関節症を誘発する可能性も指摘されている。

表4-4 脂肪細胞から分泌されている主な生理活性物質（アディポサイトカイン）
（厚生労働省のホームページ「e－ヘルスネット」、公益社団法人日本薬学会ホームページ「アディポサイトカイン」等を参考に作表）

善玉	レプチン	食欲の抑制　交感神経を刺激（消費エネルギーの増大、血圧上昇）
	アディポネクチン	動脈硬化を抑制する　糖尿病を防ぐ
悪玉	遊離脂肪酸（FFA）	インスリン抵抗性を起こす
	レジスチン	インスリン抵抗性を起こす
	IL-6	インスリン抵抗性を起こす
	MCP-1	インスリン抵抗性を起こす
	TNF-α	インスリン抵抗性を起こす　関節リウマチにおいて関節破壊に関与する
	PAI-1	血栓をつくりやすくする
	アンジオテンシノーゲン	血圧を上げる
	HB-EGF	動脈の内腔を狭める

加すると、分泌量が減少します。これも肥満した際に生活習慣病の危険性を高めます。

過剰な皮下脂肪も悪さをする

皮下脂肪型の肥満には美容上以外の問題がないかといえば、そんなことはありません。**表4-2**に示した疾病や障害のリストの中で、皮下脂肪型肥満の方が起こしやすいものがあります。

それは、リストの最後にある女性特有のがん、変形性関節症、そして睡眠時無呼吸症候群の3つです。さらには、リストにないものの、不妊も皮下脂肪型肥満でおこりやすくなります。

不妊の問題

なぜ肥満すると不妊になりやすいのでしょうか？

皮下脂肪細胞が性ホルモンを分泌していることはすでに解説しました。これが、女性の妊娠に影響を及ぼします。肥満することで皮下脂肪細胞がより多くの男性ホルモンを分泌するようになるため、肥満した女性の妊娠の邪魔をするのです。

乳がんや子宮体がんを増加させる

皮下脂肪が増えすぎると、皮下脂肪細胞から女性ホルモンが多量に分泌されるようになります。この過剰な女性ホルモンは、乳腺の細胞分裂を加速し、がん細胞が生じる可能性を高めます。

同様に、過剰な女性ホルモンは、子宮内膜の増殖を加速し、子宮体がんの可能性を高めます。実際に、WHOは、肥満は確実に、乳がんと子宮体がんの危険性を高めると表明しています。

変形性関節症を増加させる

中高齢の、特に女性を悩ませる問題の1つに変形性関節症があります。多いのは、膝関節と股関節に生じる変形性関節症です。

膝や股関節には、関節の安定性を高めたり、動きを滑らかにしたり、関節に加わる圧力や衝撃を分散させるために、分厚い関節間軟骨※10があります。この関節間軟骨（**図4-1**）がすり減ってしまい、関節が変形してくる障害を変形性関節症といいます。

軟骨には痛みを感じる神経がないので、関節間

※10 関節には2種類の軟骨がある。関節は2つ以上の骨が接続することによって形作られているが、それぞれの骨の関節面を覆うように軟骨が存在する。この軟骨は関節軟骨とよばれる。これに対して、膝関節や椎間関節には、骨と骨との間に、骨とは独立して軟骨が存在する。この軟骨は、関節間軟骨とよばれる。股関節や肩関節には、関節の深さを増やしたり、骨同士の密着性をたかめたりするために関節唇とよばれる分厚い軟骨が存在する。ここでは、関節唇も関節間軟骨と表現している。

図4-1 膝の関節間軟骨である半月板

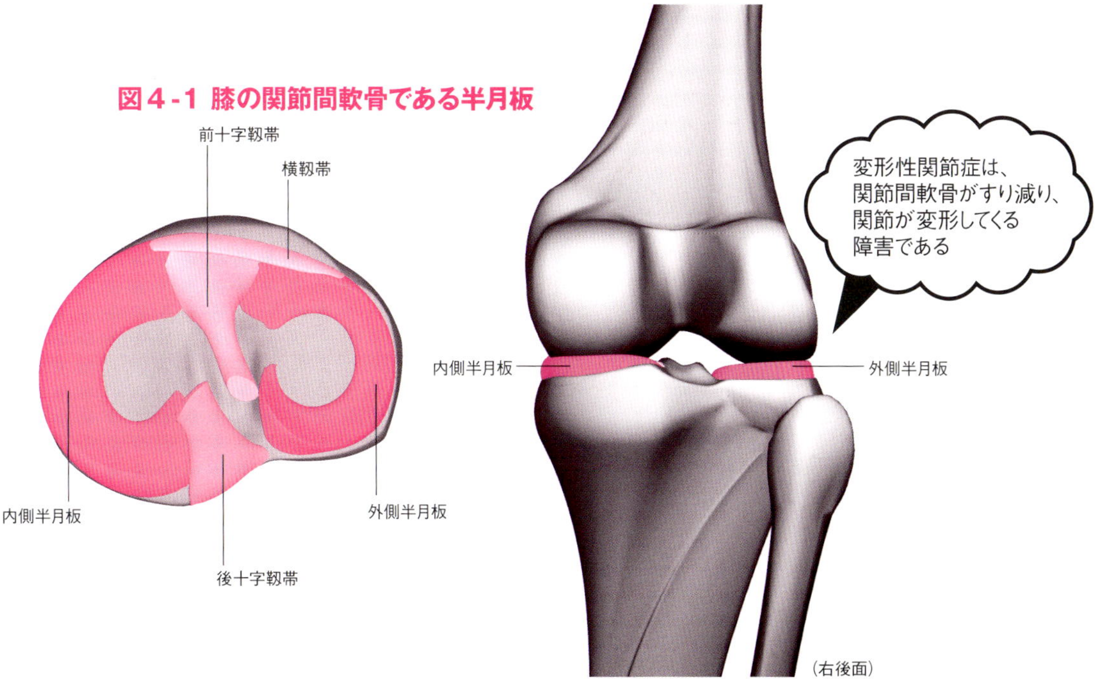

軟骨がすり減っていく途中では、痛みを感じることはあまりありません。ところが、関節間軟骨がすり減ってなくなってしまい、関節を構成している骨同士が直接接触するようになると、骨には痛みを感じる神経があるため、痛みを感じるようになります。

特に、股関節や膝関節は、体重を支えながら動かなければならないという過酷な役割を果たしていますから、変形性関節症になると痛くて歩くことができなくなったりもします。

この変形性関節症は、肥満した女性に多発します。なぜ、肥満した、女性なのでしょうか？

まずは、肥満しているということは、体重が重いということなので、関節間軟骨により多くの負担が加わり、摩耗しやすいと考えることができます。しかし、それならば、女性よりも男性の方が体重は重いので、男性の方が変形性関節症を起こしやすいはずです。でも、実際は、女性の方が起こしやすいのです。

変形性関節症を防止するためには、関節を安定させ、関節に偏った負担が加わらないようにする必要があります。関節を安定させる上で重要なのは骨格筋の能力です。専門的には、筋力や筋持久力とよばれる骨格筋の能力が、関節の安定性を高め、関節間軟骨の片減りを防止します。ところが、男性よりも女性の方が筋力や筋持久力が劣っているため、女性の方が変形性関節症を起こしやすいと考えられます。

関節の安定性にとって重要なのは、筋力や筋持久力ばかりではありません。読者の皆さんは、小・中・高等学校と、「柔軟性は高いほどよい」という教育を受けてこられたのではないでしょうか。しかし、「柔軟性は高いほどよい」ということは器械体操やフィギュアスケートなどのスポーツにはあてはまるとしても、日常の安全性にとっては必ずしも正しくないのです。

柔軟性が高いということは、関節の安定性が悪いことを意味します。医学的には、過剰な関節の柔軟性は「関節の弛緩性（しかんせい）」とよびます。

一般的に、男性よりも、女性の方が柔軟性に優れています。これは、出産に備えるために必要な女性の特徴です。しかし、これが女性の関節を不安定にし、変形性関節症を引き起こします。

皮下脂肪が多い人ほど、より多くの女性ホルモンを皮下脂肪組織は分泌します。これが女性の関節の柔軟性を過剰に高め、変形性関節症を引き起こす可能性があります。

さらには、肥満に伴う過剰な女性ホルモンや、更年期のホルモンバランスの乱れが、直接的に関節間軟骨の成長や修復を妨げている可能性があることを報告している研究結果もあります。

睡眠時無呼吸症候群

「睡眠時無呼吸症候群」という名称が知られるようになったのは、比較的最近です。「トラックの運転手の居眠り運転が原因の追突事故で幼い子どもが死亡したが、その居眠りの原因は睡眠時無呼吸症候群だった」というようなニュースで、一般に知られるようになったと思います。

睡眠時無呼吸症候群とは、睡眠中に10秒以上の呼吸停止、つまり無呼吸が５回以上繰り返される病気です。主に、いびきや昼間の眠気、熟睡感がない、起床時の頭痛などの症状があります。

睡眠時無呼吸症候群の問題は、単に、居眠りによる事故を引き起こすだけでなく、本人の健康にも多大な影響を及ぼしています。睡眠時無呼吸症候群の患者の多くは高血圧、心臓病、脳卒中、糖尿病などの生活習慣病を合併しています。放置すると生命に影響を及ぼすことがあります。

ただし、この「睡眠時無呼吸症候群が高血圧、心臓病、脳卒中、糖尿病などの生活習慣病を引き起こす」という考え方には疑問が残ります。私は、むしろ、肥満が睡眠時無呼吸症候群を引き起こし、同時に肥満が高血圧、心臓病、脳卒中、糖尿病などの生活習慣病を引き起こしているのではないかと思います。

もっと詳しく

脂肪細胞の種類
白色脂肪細胞と褐色脂肪細胞

ヒトの体内には、主に２種類の脂肪細胞があります。その１つは白色脂肪細胞とよばれる種類で、主にエネルギー源としての脂肪を蓄える役割を担っています。もう１つは褐色脂肪細胞とよばれるもので、過剰なエネルギーを熱に変えて捨てる役割を担っています。

褐色脂肪細胞は主に赤ちゃんの頃に存在し、その後は役割を終えて減っていきます。これに対して、白色脂肪細胞は、エネルギー源としての脂肪を蓄える役割を果たしているわけですから、生涯にわたって必要な細胞です。

白色脂肪細胞の主な役割は、脂肪を貯蔵することで、主に皮下組織と、内臓の間に存在しています。

皮下脂肪は、単にエネルギーとしての脂肪を蓄えるばかりでなく、クッションとしての役割もしています。ぶつかったり、転倒したりした際の衝撃を吸収し、怪我を防止します。また、お尻にある皮下脂肪は座布団として働くこともあります。皮下脂肪は、他にも体温を保つ断熱材の役割も果たしています。

女性における皮下脂肪の分布は、女性らしい体型を形作り、男性を魅了します。現代はスリムな女性がもてはやされていますが、埴輪や土偶に始まり、近代美術までの長い間、豊満な女性がたくさん描かれ、表現されてきました。

もう１つ、皮下脂肪には重要な働きがあります。それは、性ホルモンを分泌することです。

図4-2 褐色脂肪細胞と白色脂肪細胞

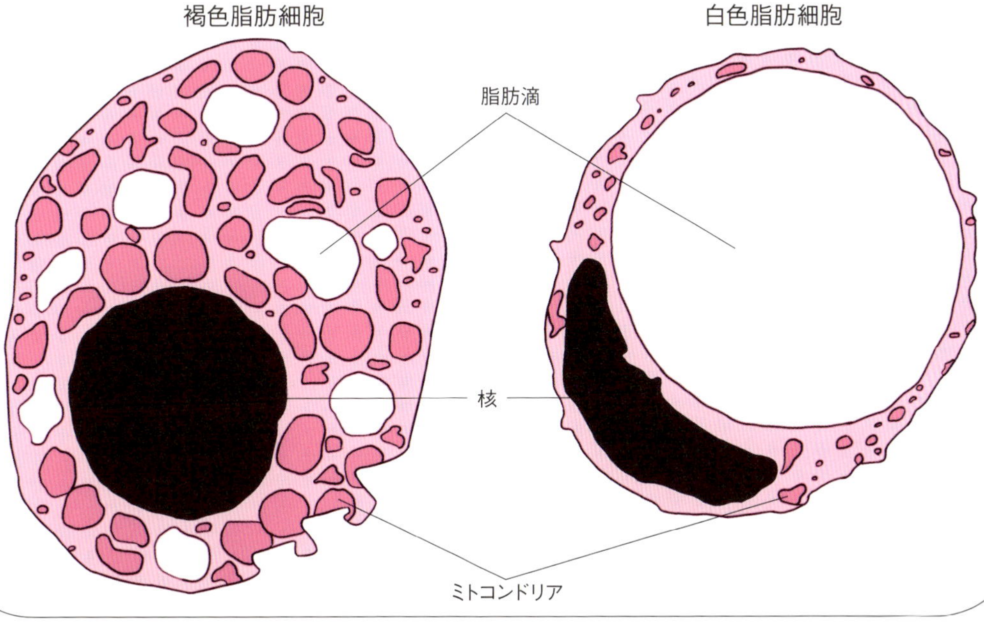

もっと詳しく

白色脂肪細胞は、女性ホルモンであるエストロゲンの前駆体（働きが抑えられている状態）をエストロゲンに変換しています。脂肪を取り込んでいない白色脂肪細胞はこの変換機能を果たさないため、女性が痩せ過ぎると、女性ホルモンが減り、月経不順、不妊、骨軟化症や骨粗しょう症などのさまざまな問題を引き起こします。

特に思春期の女性は、妊娠に備えなければならない時期であり、また、骨を蓄えることができる最後のチャンスでもあるので、やせは大問題です。

褐色脂肪細胞は、文字通り褐色をしています。

私たちヒトではこの褐色脂肪細胞は赤ちゃんの頃に多く存在しています。ヒトは生まれるときは裸であり、胎内よりも低温の外気に触れます。そのときに、心臓の周囲などに分布した褐色脂肪細胞が脂肪を燃焼させることで、体温維持、ひいては生命維持を図っています。

成長とともに主に骨格筋が体温調節の役割を担うことになり、褐色脂肪細胞はあまり機能しなくなります。そのため、少し前まで「褐色脂肪細胞は成人になると消失するか、あったとしてもごくわずかで意味がない」のではないかと考えられてきました。

しかし最近の研究では、成人でもある程度の褐色脂肪細胞が残っていて機能していることがわかってきました。そして、BMIや内臓脂肪量が多い人ほど褐色脂肪細胞の活性が低く、痩せていて正常な血糖値をもっている人ほど褐色脂肪細胞がより多く存在することなども、他の研究結果でわかってきています。

褐色脂肪細胞に関する研究のほとんどはラットやマウスを用いて行われており、それらの研究結果がそのままヒトにあてはまるかどうかはわからないことに注意する必要があります。

さらには、漢方薬などによって褐色脂肪細胞の熱産生が増加したことを報告している研究は存在しても、長期的な研究によって実際に減量できることを確かめた研究はほとんどないことも申し添えておきたいと思います。

インターネットで検索すると、「肩甲骨を動かすことで褐色脂肪細胞を活発にし、脂肪を燃やしやすい体をつくります」などという全く見当違いの情報が見つかったりします。正確な情報に基づいて判断するようにしてください。

図4-3 褐色脂肪細胞と白色脂肪細胞の顕微鏡写真

褐色脂肪細胞（左図▲）は、大小多数の脂肪滴を含む。細胞の周囲には毛細血管が豊富である（△）。白色脂肪細胞（右図▲）は、褐色脂肪細胞より大きく、大きな単一の脂肪滴を持つ。血管には乏しい（△）。群馬大学医学部村上徹先生のご厚意により掲載。

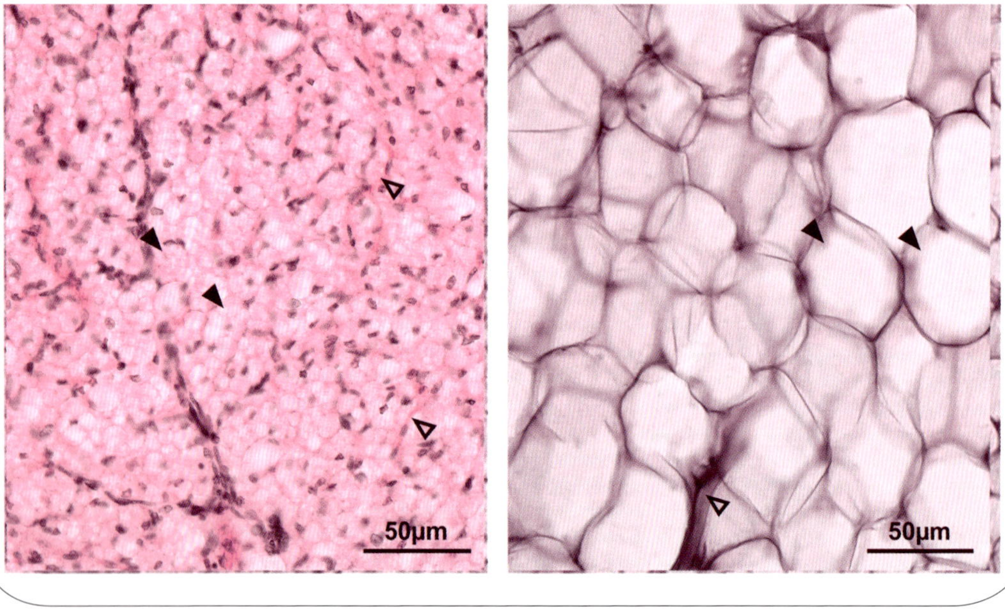

もっと詳しく

脂肪細胞数が増加しやすい時期

今から30年ぐらい前の話しになりますが、私が米国の大学院に留学していたときに、その大学院の同級生が、ラットを使って胎児の脂肪細胞数の変化を研究していました。そしてわかったことは、妊娠後期の母親にたくさん食べさせると、お腹の中にいる赤ちゃんの脂肪細胞数が増えやすいということです。この現象は、今では、ヒトにおいてもあてはまることが確認されています。

STAP細胞騒動は皆さんの記憶に新しいと思いますが、そのSTAP細胞の論文が掲載されたのはNatureという雑誌です。この雑誌が超有名雑誌であったからこそ、この雑誌に掲載された論文の真偽があれだけ注目されたのです。その同じNature誌に、Dynamics of fat cell turnover in humans（ヒトの脂肪細胞の動的な変化）というタイトルの論文が掲載されました。

その主な内容は、

- 成人後に肥満すると、主に、すでに存在する個々の脂肪細胞内の貯蔵脂肪量が増加する（脂肪細胞数はほとんど増えない）
- 成人後は、もともとやせている人も、もともと太っている人も、体重が大幅に変化しても脂肪細胞の数はほとんど変化しない
- 胃を縮小する手術を行うと、体脂肪量は減少するが、脂肪細胞数は減少しない
- 脂肪細胞数は、小児期と思春期にほぼ決定される

というものです。

思春期における脂肪細胞数の増加は、女子においては必要な変化で、妊娠、出産、授乳に備えるためのものです。もちろん、増えすぎると肥満につながりますが、不十分だと不妊の原因になったり、低出生体重の問題を起こしたりするので、必要な脂肪細胞数の増加といえます。しかし、小児期に脂肪細胞数を増加させると、生涯にわたる肥満につながる可能性が高くなります。

日本での研究においても、この小児肥満が成人肥満につながることに関する研究は行われています（**図4-4**）。大阪府の小・中学校地元医師会の調査では、小児期に肥満していた子どもが成人したときにも肥満している割合は、そうでなかった子どもの２倍から３倍も高いことが明らかになりました。

図4-4 小児期に肥満していた子どもは成人後も肥満している可能性が高い

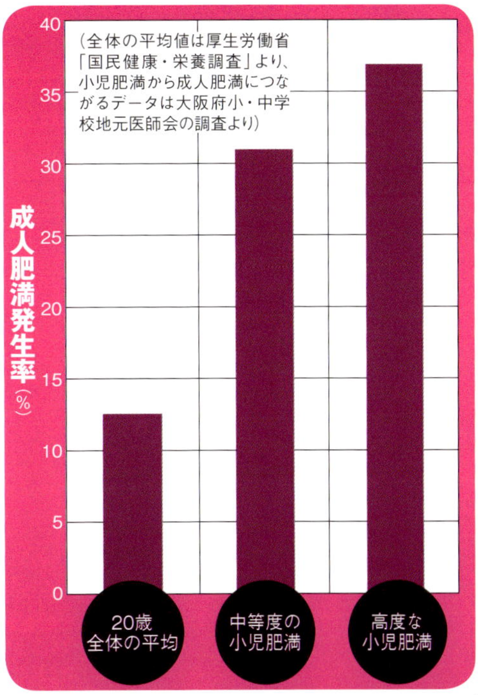

第4章 参考文献

Sapldíng KL, et al.: Dynamics of fat cell turnover in humans. Nature. 2008, 453: 783-838

Hotamisligil GS, Shargill NS, Spiegelman BM.: Adipose expression of tumor necrosis factor-alpha: direct role in obesity-linked insulin resistance. Science. 1993; 259: 87-91.

Maffei M, Fei H, Lee GH, Dani C, Leroy P, Zhang Y, Proenca R, Negrel R, Ailhaud G, Friedman JM.: Increased expression in adipocytes of ob RNA in mice with lesions of the hypothalamus and with mutations at the db locus. Proc Natl Acad Sci U S A. 1995 Jul 18; 92(15): 6957-60.

磯崎雄一、他: 変形性膝関節症の発症・増悪化におけるレプチンの役割. 関節外科. 2011; 30巻12号 1388-1394

Yoshida Atsuhiko et al.: Immunohistochemical Analysis of the Effects of Estrogen on Intraarticular Neurogenic Inflammation in a Rat Anterior Cruciate Ligament Transection Model of Osteoarthritis. Connective Tissue Research. 2012; 53(3): 197-206.

Spalding KL, et al.: Dynamics of fat cell turnover in humans. Nature. 2008 Jun 5; 453(7196): 783-7

❺ どうして肥満するのか？

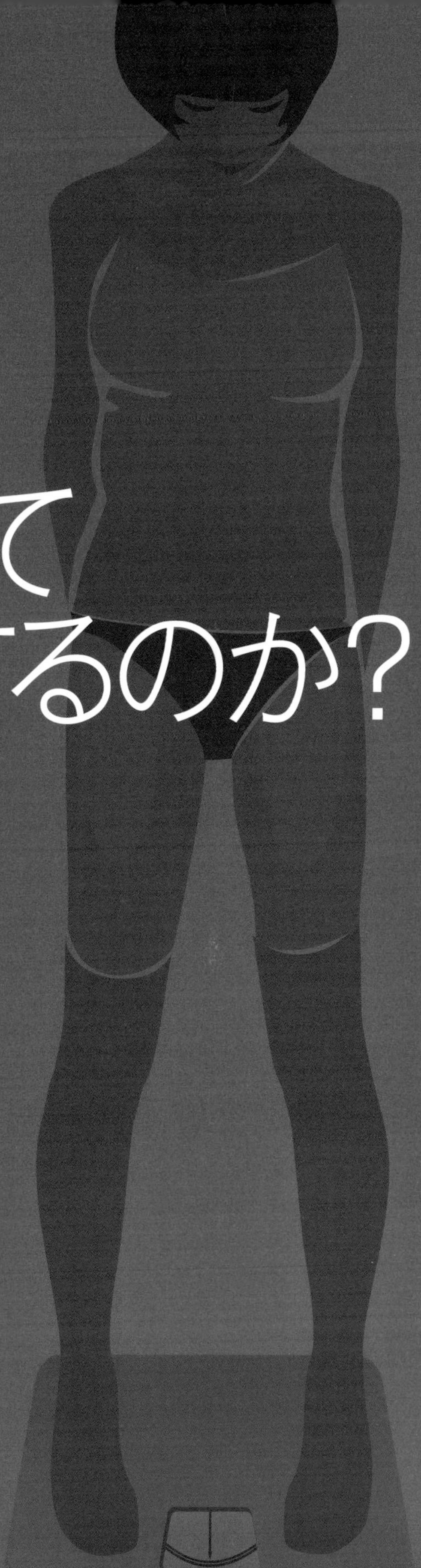

肥満には２種類ある
単純肥満と二次性肥満

肥満には、大きく分けて、２種類あります。

１つは、食べ過ぎや運動不足が原因で生じるもので、医学的には単純肥満ないしは原発性肥満とよばれるものです。一般的に「肥満」というと、このタイプをイメージすると思います。

もう１つの種類は、他に医学的な問題があり、それらの医学的な問題の結果として肥満するものです。医学的には、二次性肥満ないしは症候性肥満とよばれます。

単純肥満と二次性肥満の割合としては、圧倒的に単純肥満のほうが多くなります[※1]。しかし、中には二次性肥満の人もおり、その場合は、肥満の解消というよりも、その原因となっている医学的な問題を治療する必要があり、素人が自分で食事制限を行ったり、身体活動量を増やしたりすることは危険な場合があります。また、当然のことながら、肥満した原因は食べ過ぎや身体活動不足ではないので、その肥満は、食事制限や身体活動では解消しません。

肥満している場合は、一度は病院を受診し、二次性肥満でないことを確認してもらってください。

基礎代謝量の差も肥満の原因

本書は、単純肥満を対象にしています。つまり、食べ過ぎや身体活動不足（いわゆる運動不足）を原因とした肥満です。

単純肥満の原因は、「食べ過ぎ」、ないしは「身体活動不足」、または「食べ過ぎで身体活動も不足している」の３つしかありません。しかしそのようにいわれても、納得しがたい人もおられることと思います。実際に「やせの大食い」というタイプの人もいれば、「水を飲んだだけでも太る」といいたくなるほど太りやすい人がいるのも事実です。

このような太りにくい人と、太りやすい人がいる主な原因は、基礎代謝量の個人差にあります。その個人差は、２割程度です。

※1 遺伝性肥満をどのように定義するのかによっても割合は異なる。

基礎代謝量と安静代謝量

基礎代謝量に似た言葉に「安静代謝量」があります。簡単に定義すると、「基礎代謝量」とは、横たわっているときに消費するエネルギー量のことであり、「安静代謝量」とは、椅子に座ってリラックスしているときに消費するエネルギー量のことで、ともに、身体活動をしていないときのエネルギー消費量のことです。椅子に座っているときよりも横たわっているときの方がよりリラックスしているので、安静代謝量と比較すると基礎代謝量は２割程度少なくなります。

従来、栄養学の分野を中心に、主に基礎代謝量を使用してきました。ところが、基礎代謝量を測定するのはとても手間がかかることと、計算が小数点以下３桁まで使用する必要があることなどから、2000年ごろから、安静代謝量を使用するように変化してきています。

このように過渡期にあることから、研究によって基礎代謝量を使用したり、安静代謝量を使用したりと統一されていないため、本書でも基礎代謝量と安静代謝量の両方を使用します。皆さんは、「基礎代謝量と安静代謝量は、ほぼ同じ」と考えて読み進めてください。

基礎代謝量の個人差で
どれだけ太りやすいか？

すでに、基礎代謝量には約２割の個人差があることを紹介しました。しかし、基礎代謝量の計算はとても面倒なので、ここでは、計算しやすい安静代謝量で、この個人差の影響を確認してみます。

まず、安静代謝量の平均値の計算方法を紹介しましょう。この計算は単純ですし、この後も何度も使いますから、ぜひ覚えてください。

> １日あたりの安静代謝量＝
> 体重（kg）×24時間×１kcal/kg/時

この式の最後の「×１kcal/kg/時」は、計算してもしなくても答えは同じになるので、省略していただいてもかまいません。ただ、今後、この計算を応用していく際には必要な知識になるので、一応、書き記しました。

「×24時間」は1日あたりという意味です。なので、体重に時間を掛ければ安静代謝量になります。たくさんの人を実際に測定した結果、偶然にも、このような単純な式になることがわかりました。

私の体重は現在68kgなので、

68kg×24時間×1 kcal/kg/時＝1,632kcal/日

となります。

この計算は、成人の安静代謝量の平均値になります。しかし、成人といっても、男性もいれば、女性もいます。若者も高齢者もいます。当然のことながら、女性よりも男性のほうが、高齢者よりも若者のほうが安静代謝量は多くなります。このため、「体重×時間」という計算は、簡単な計算式ではありますが、個人差を無視した計算式でもあります。その個人差は2割程度です。

そこで、今度は、私が、たまたま、人よりも代謝量が少ない太りやすい（安静代謝量が2割少ない）タイプであるとして、その太りやすさを計算してみましょう。

私の安静代謝量の推定値は1,632kcal/日でしたので、

1,632kcal/日×0.2＝326.4kcal/日

だけ、他の人よりも安静代謝量が少ないことになります。ところが、このことを知らずに、私が人並みに食事をしていると仮定すると、326.4kcal/日分だけエネルギーを消費しきれずに、余ることになります。この状態は毎日続くので、1年間で、

326.4kcal/日×365日＝119,136kcal/年

エネルギーが余ります。余ってしまったエネルギーは消えてしまうことはありません。形を変えて体内に蓄えられます。何に変わるかといえば、体脂肪になります（これを物理学では「エネルギー保存の法則」といいます）。

今度は、この余ってしまったエネルギーを体脂肪に換算してみましょう。

脂肪1gは9 kcal※2ですから、

116,136kcal/年÷9 kcal＝13,237g/年

となり、単位をgからkgに換算すると13kg/年です。つまり、安静代謝量が2割低いと、毎年体脂肪が13kgずつ増加することになるのです。恐ろしい数字です。

この計算結果が示すように、肥満するかしないかに対して、安静代謝量の個人差は非常に強力な影響を及ぼします。

しかし、やはり、肥満する原因は「食べ過ぎ」、ないしは「身体活動不足」、または「食べ過ぎで身体活動も不足している」の3つしかないことに変わりはありません。安静代謝量の大小に関わらず、その人なりに、摂取エネルギーと消費エネルギーのバランスをとる以外に方法※3はないのです。

基礎代謝量の個人差はなぜ生じるのか？

なぜ、2割もの基礎代謝量の個人差が生じるのでしょうか。

実は、この2割という数字は、数学的（統計学）に計算した標準偏差とよばれる値なので、実際の個人差はもっと大きくなります。私が実際に測定した中で、最も安静代謝量の少ない人の値は、最も安静代謝量の多い人の半分しかありませんでした。

このような基礎代謝量の個人差が生じる原因としては、

・遺伝

※2 食品のエネルギー換算係数　食品のカロリー（熱量）計算には米国のRubnerとAtwaterが19世紀末から20世紀初頭にかけて行った実験結果から求めた糖質、脂質・脂肪、タンパク質についてのアトウォーター係数が広く用いられている。アトウォーターの換算係数は各成分に含まれる物理的燃焼熱から人体における消化吸収率（100%は吸収されず一部は排泄される）と排泄熱量（吸収されるが利用されず排泄される）を加味し求めたものである。
※3 他に外科的な方法はあるが、外科的な方法にはリスクが伴う（命がけになる）。

・胎児期を含めた成長過程
・年齢
・性別
・骨格筋量（身体組成）
・身体活動習慣
・食事内容（特に、全摂取エネルギーに占めるたんぱく質の割合）
・睡眠時間

などが考えられます。

今のところ、「遺伝」、「胎児期を含めた成長過程」、「年齢」、「性別」の影響をなくす方法はありませんが、「骨格筋量」、「身体活動習慣」、「食事内容」、「睡眠時間」は変える余地があります。

代謝が低い人が食事制限で減量するのは無理

基礎代謝量が平均よりも少なくて、肥満しやすい人は、まずは、それ以上に太らないようにするためだけでも、毎日の摂取エネルギーを他の人よりも一生少なくし続ける必要があります。これには相当の努力が必要なのは容易に想像できます。

そして、すでに太ってしまっている分（体脂肪）を減らすためには、さらに摂取エネルギーを減らす必要があります。

つまり、「それ以上太らないように」＋「減量のため」の２つのための食事制限を生涯にわたって続ける必要があります。到底できるとは思えません。事実、世界中で行われた膨大な数の食事制限による減量の効果を確かめた研究が、食事制限によって一時的には減量はできるが、減量できた状態を維持することは非常に困難であることを示しています。

自分の基礎代謝量を知ることは難しい

皆さんは、自分の基礎代謝量を知りたいと思われたことでしょう。しかし、自分の正確な基礎代謝量を簡単に知る方法は、残念ながらありません。

大学などの施設には、主に研究を目的として、正確に基礎代謝量を測定する装置があったりはしますが、その測定を一般の人が簡単に受けることはできません。

生体インピーダンス法による体脂肪計の中には、基礎代謝量を計算して表示してくれるものがあります。生体インピーダンス法とは、ヒトのからだに弱い電気を流し、電気の流れ具合から体水分量を推定するものです。骨格筋の約80％は水分なので、体水分量が多い人は骨格筋量が多いと推定することができます。そして、骨格筋量が多い人ほど基礎代謝量が多いので、この原理を活用して、基礎代謝量を計算し表示してくれるわけです。

しかし、すでに説明したとおり、ヒトの体内の水分量は１日の中で２リッター以上も出たり入ったりしています。また、骨格筋以外の内臓や骨の量にも大きな個人差があるにも関わらず、これらの測定器では平均値を使用して計算しているので、表

代謝を高めるサプリメントの効果

サプリメントの中には（例：生姜エキス）、代謝を高める効果があると宣伝しているものがあります。確かに、試験管レベルや、動物実験ではそのような効果が確認されているものもあります。しかし、試験管レベルで確認された効果というものは非常に限定された条件下におけるものなので、ヒトの体内に入ると他のたくさんの条件の影響を受けるため、必ずしも同じ効果が得られるとは限りません。動物実験では、効果を確認するために、その物質を多量に与えることがほとんどです。このため、ヒトが現実的に摂取できる量で効果が得られることは稀です。

示される基礎代謝量の値は誤算の塊といえます。

食べ過ぎか？ 運動不足か？

日本人の成人女性においては、肥満している人の割合は増加していません。70歳以上を除いては、むしろ減少傾向です。反対に、成人男性においては、どの年代でも、肥満している人の割合は増加しつつあります（**図5-1**）。

日本人男性においては、なぜ肥満している人の割合が増加し続けているのでしょうか？ 可能性としては、「食べ過ぎの成人男性が増加し続けている」、または、「運動不足の成人男性が増加し続けている」、ないしは「食べすぎで運動不足の成人男性が増加し続けている」の3つが考えられます。

図5-1 日本の成人男女における年代別肥満者（BMIが25以上）の割合年次推移
（厚生労働省「国民健康・栄養調査」の結果より）

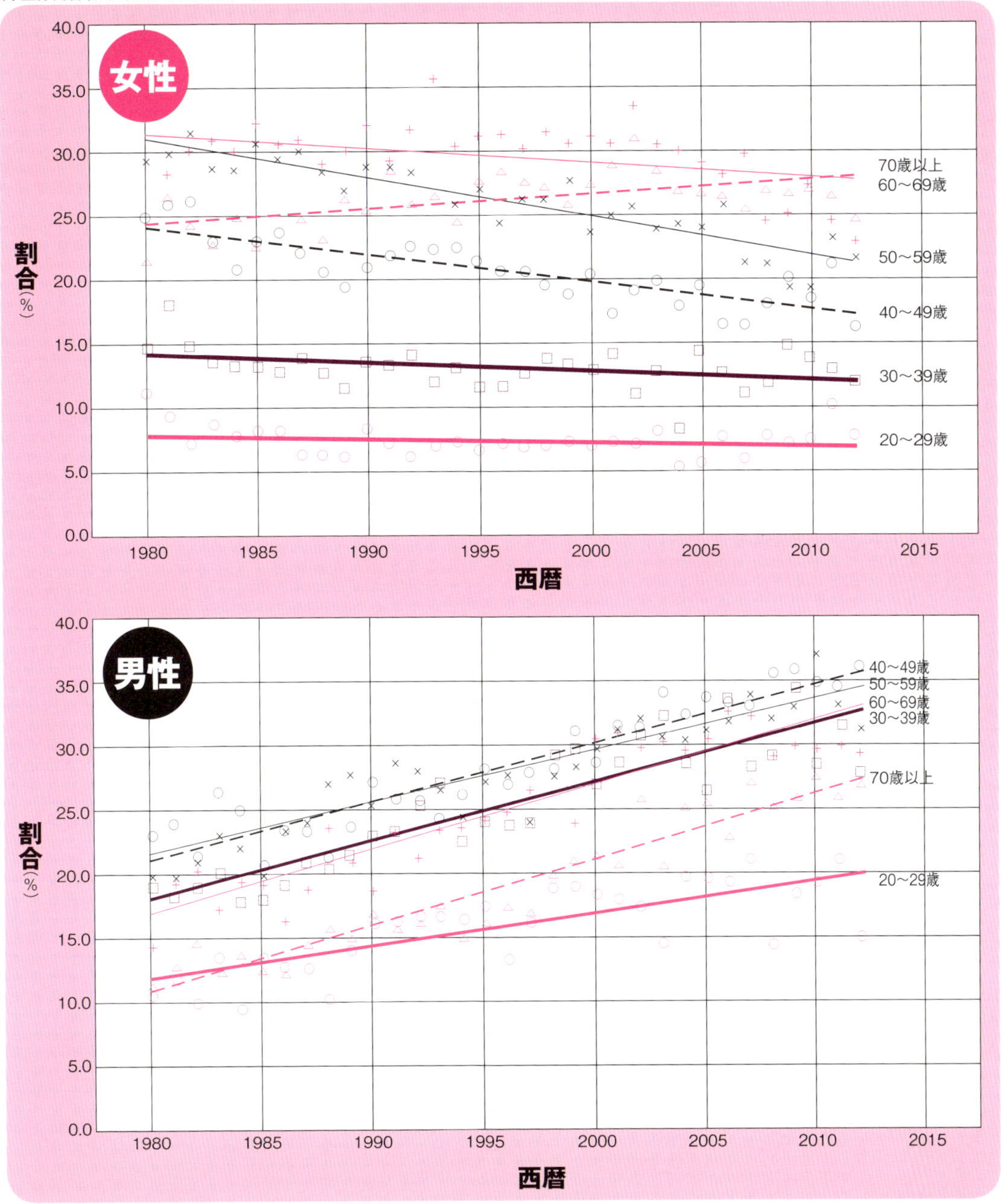

まずは、日本人の摂取エネルギーがどのように変化してきているのかを確認してみましょう。**図5-2**をご覧ください。1970年をピークに、日本人の摂取エネルギーは、男性も女性も、減少し続けています。もちろん、摂取エネルギーには個人差がありますが、日本人男性全体の傾向としては、食べ過ぎで肥満している人が増加しているとはいえません。

それでは、消費エネルギーのほうはどうでしょうか？ 残念ながら、多人数を対象に、消費エネルギーを毎年調査するような研究は行われていないので、歩数の変化を参考にみてみましょう（**図5-3**）。男女ともに、日本人の歩数は減少し続けていることがわかります。

細かい数字ですが、図中に、男性と女性それぞれの、年度に対する歩数の1次回帰式を示しました。その回帰式の傾斜が、男性ではマイナス39.3、女性ではマイナス34.8と、男性の減少度合いの方が大きいのです。わずかですが男性のほうの歩数の減少の速度が、女性よりも大きいことを示しています。

これだけで、日本人男性で肥満者が増加し続けている原因の全てを説明することはできませんが、少なくとも、食べ過ぎよりも身体活動不足の方が、より影響が強いといえると思います。

図5-2 日本人1人当たりのエネルギー摂取量の年次推移
（厚生労働省「国民健康・栄養調査」より）

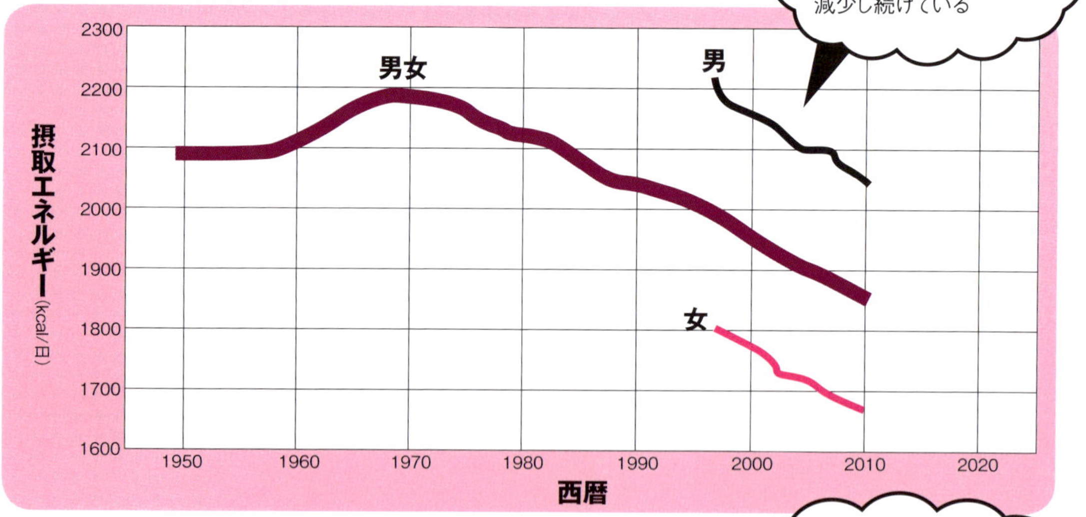

図5-3 日本人の平均歩数の年次推移（厚生労働省「国民健康・栄養調査」より）

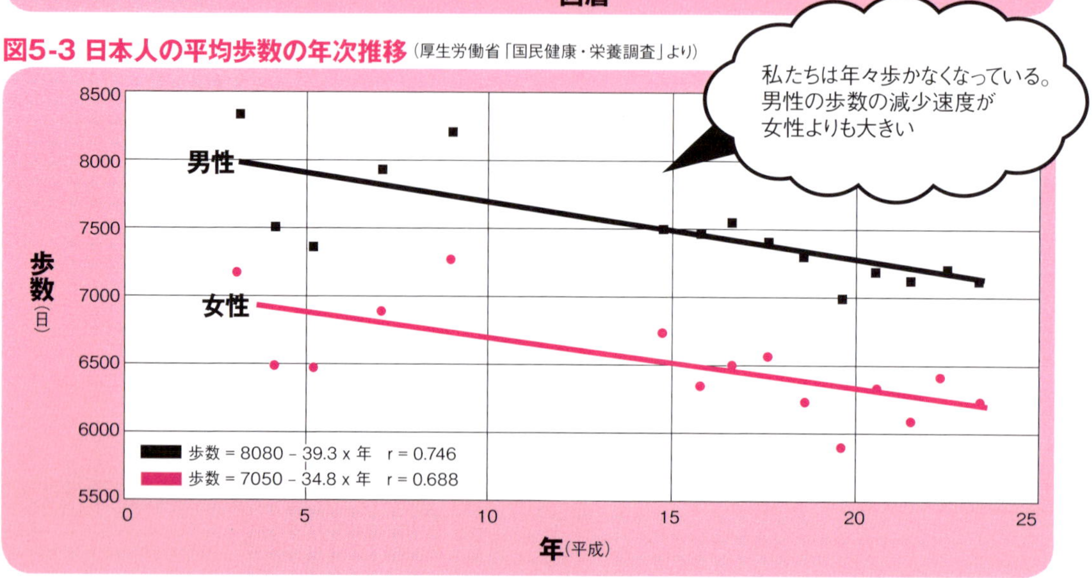

日本人の脂肪摂取量は増加していない

日本人に肥満が増加している（実際は男性でのみ増加している）原因として、「日本人の脂肪摂取量が増加していることが原因」という意見や解説を見聞きすることがあります。その根拠として図５-４のようなグラフが示されることが多いようです。

しかし、このグラフは、日本人の食事に占める脂肪の割合が増加していることは示していても、脂肪の摂取量そのものが増加していることは示していません。

図５-２で示したように、日本人の摂取エネルギーは減り続けており、現在の摂取エネルギーはピークだった1970年と比較すると15%も減少しています。そのため、実際の脂肪の摂取量を知るためには、摂取エネルギーに図５-４の値を掛け合わせる必要があります。すると、日本人の脂肪の摂取量は減り続けていることがわかります（図５-５）。日本人男性で肥満している人の割合が増加している原因は脂肪摂取量の増加ではないのです。

日本人の食事に占める脂肪の割合が増加していること自体が、肥満を増加させているという意見もあるかもしれません。もしそうであれば「低炭水化物ダイエット」は肥満するためのダイエットになってしまいます。なぜなら、「低炭水化物ダイエット」とは「高脂肪ダイエット」だからです。

図５-４ 日本人の摂取エネルギーに占める脂肪の割合の年次推移（厚生労働省「国民健康・栄養調査」より）

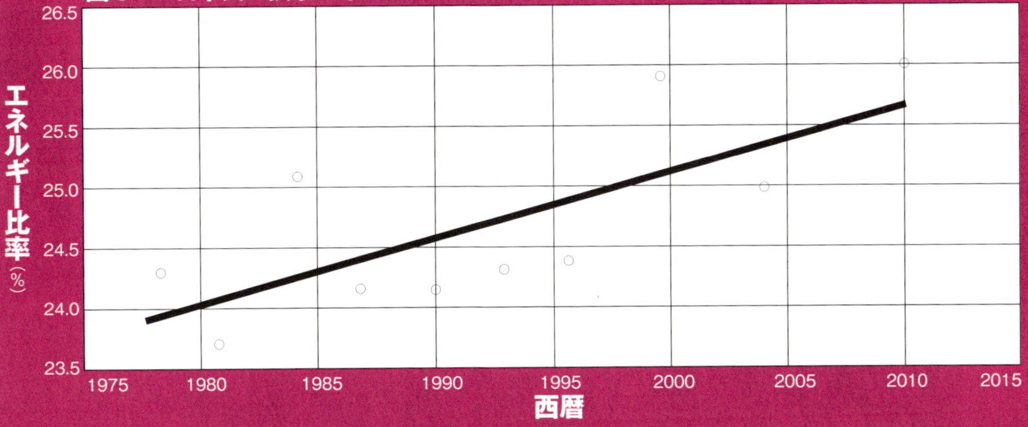

図５-５ 日本人の脂肪摂取量の年次推移（厚生労働省「国民健康・栄養調査」より）

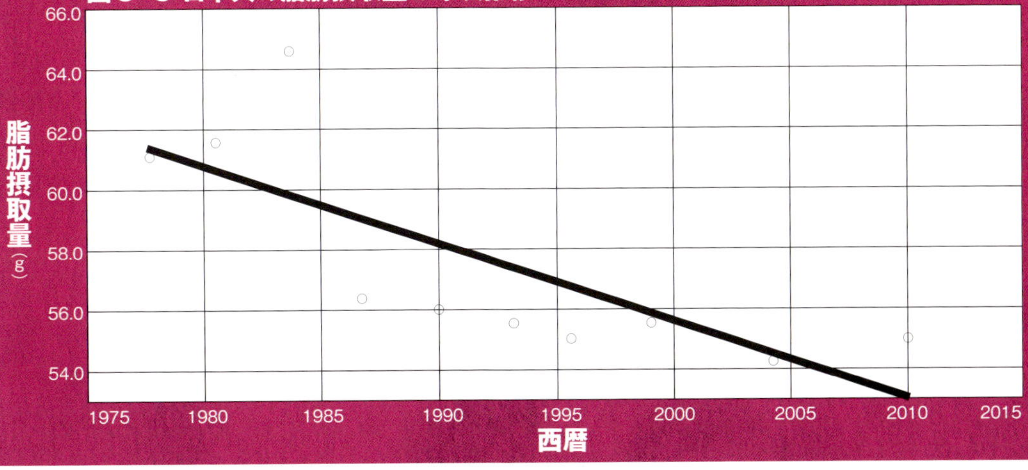

6 どう減量するか

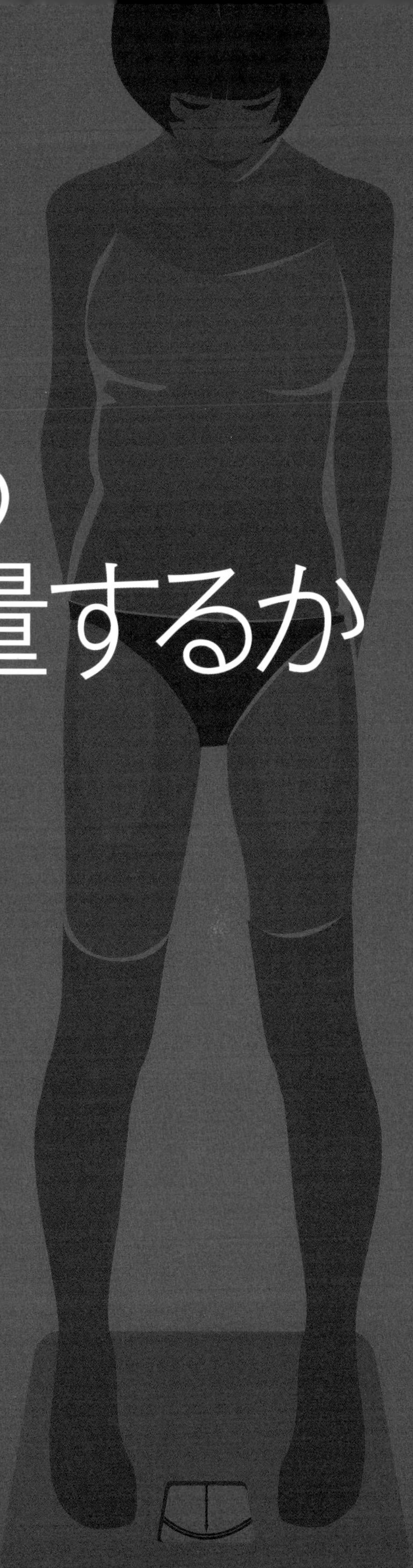

肥満の原因を確認する

肥満に限りませんが、何か問題がある場合、その原因を確認する必要があります。ところが、肥満については、この基本的な「問題の原因を確認する」という発想ができない人がたくさんいます。そして、自分がなぜ肥満したのかを深く考えずに、次々とテレビや雑誌などで紹介されるいわゆるダイエット法に飛びつきます。テレビ番組で、ある食品に減量効果があると紹介されると、その翌日には、その商品がスーパーの棚から消えうせる（売り切れになる）という現象がその典型例です。ところが、その商品も、あっという間に見限られ、売れ残り、たたき売りされることになります。なぜ、このようなことが繰り返されるかといえば、一人ひとりが、自分が肥満した原因を無視しているため、それらの方法では十分な、ないしは持続的な効果が得られないからです。

単純肥満の原因は、「食べ過ぎ」、ないしは「身体活動不足」、または「食べ過ぎで身体活動も不足している」の３つしかありません。

現実的には、自分の摂取エネルギーや消費エネルギーを正確に知ることはできません。栄養士でもない一般の人が、自分の食事量を正確に評価することは難しいと思います。また、自分の身体活動量は第７章で紹介する計算方法で把握することはできるとしても、基礎代謝量には大きな個人差があるので、自分の全消費エネルギーを知ることも難しいと思います。

しかし、自分の周りにいる人[※1]たちと比較すれば、自分の摂取エネルギーが人並みなのかどうかは、ある程度推測できるのではないでしょうか。

食べ過ぎではないのに食事制限は危険

もし、食べ過ぎではないのに食事制限で減量しようとすると、いくらバランスのよい食事を心がけたとしても、全体の食事量が少なくなりすぎるので、ある種類の栄養素が不足し、健康状態が悪化する可能性があります。

それならば、いわゆるダイエット用のサプリメントを使用すればよいと思われるかもしれませんが、残念ながら、ヒトが必要とする栄養素（必須栄養素）の全てをバランスよく配合したサプリメントは存在しません。なぜなら、まだ科学的に解明されていない未知の必須栄養素が存在する可能性があり、当然のことながら、その未知の必須栄養素は既存のサプリメントには添加されていないからです。また、すでにわかっている必須栄養素の中には保存性がとても悪いので、サプリメントという形で摂取するのには適さないもの（例：必須脂肪酸）もあります。

さらには、食べ過ぎではないのに食事制限をするということは、平均的な食事量よりもかなり少なく食べることになるので、そのような食生活を生涯にわたって続けることができるほど我慢強い人がそうそういるとも思えません。

健康状態の維持・改善を目指した減量では、減量することよりも、減量できた状態を維持することのほうがはるかに重要です。「生涯にわたって続けることができるという自信」を持てない方法は、採用するべきではありません。

身体活動不足ではないのに過剰な運動も危険

身体活動不足ではないのに、身体活動を増加させることによって減量を行おうとすることも危険です。

1896年に始まった近代オリンピックにおいて、最も多くの金メダルを獲得している国はアメリカ合衆国です。そのアメリカのスポーツを科学的に支える中心的役割を果たしている学会がアメリカスポーツ医学会（American College of Sports Medicine：ACSM）です。ACSMは、スポーツばかりでなく、健康づくり運動を推進する役割も果たしています。

このACSMが、身体活動不足ばかりでなく、身体活動量が過剰であっても、死亡する確率が高くなる可能性があると表明しています。まだ研究途上で

※1 この「自分の身の周りにいる人」に家族は含めない方がよいでしょう。なぜなら、家族は同じような食生活をしている可能性が高いからです。家族全体の食事量が多いと、自分の食事量が実際には多くても、普通と判断してしまう恐れがあります。

はあるものの、週当たりの身体活動量が3,000kcalを超えるのは避けたほうがよいそうです。

また、肥満している人が多量の身体活動を行うと足腰に過剰な負担が加わり、膝が痛くなったり、腰が痛くなったりという整形外科的な問題を引き起こすこともありますから、注意が必要です。

食事制限と運動による減量実験

国立健康・栄養研究所で行われた「食事制限」と「食事制限＋運動」の減量効果を比較した実験結果を紹介しましょう。

この研究に参加したのは、研究所の近隣地域に住む肥満した中年男性９名でした。９名を２つのグループ（群）に分け、［食事制限群］には、１日あたり500kcal分の摂取エネルギーの制限、もう１つのグループの［食事制限＋運動群］には、１日あたり250kcalの摂取エネルギーの制限と250kcalの運動を12週間にわたって行わせました。

その結果、**図６-１**のように［食事制限群］では12kg弱体重が減少し、［食事制限＋運動群］では９kg弱体重が減少しました。

「なんだかんだいっても、結局、食事制限の方が効果的じゃない！」と思われた人がおられることと思います。でも、思い出してください。「肥満とは体重が重いことではなく、体脂肪が多過ぎること」です。つまり、減量の効果は体重の減少量だけで判断するべきではありません。そこで、この２つの群で体脂肪がどのぐらい減ったのかを比べたところ、差はありませんでした。

では、なぜ「食事制限」の方の体重の減少量が多かったのかといえば、「除脂肪組織」の減少量が多かったからです。

図６-１「食事制限」と「食事制限＋運動」の減量効果の比較

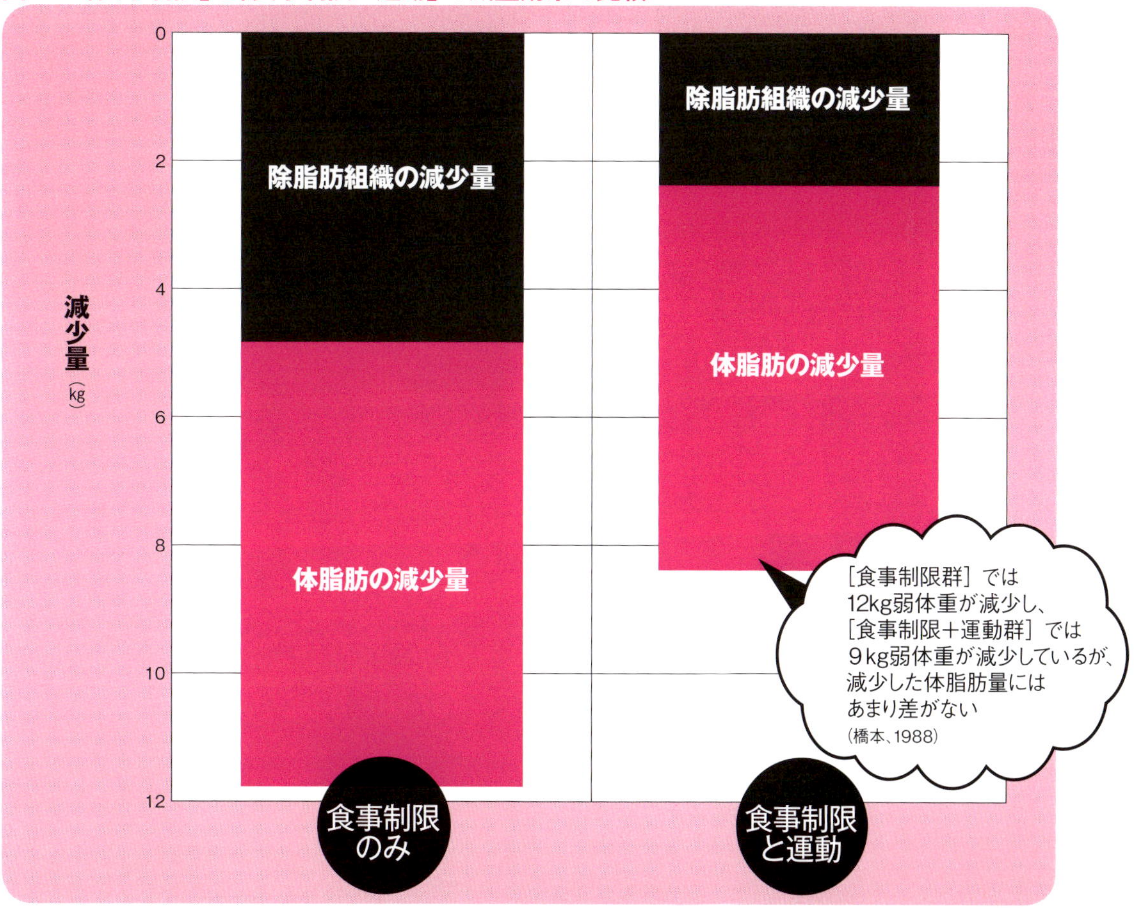

食事制限だけで減量しようとすると、除脂肪組織、つまり、骨格筋、胃・腸、皮膚、骨、脳などがたくさん減ってしまうことになるのです。

このような研究は世界中でたくさん行われ、どの研究結果も同様でした。そして、食事制限のみで減量した場合の体重減少量のうち、平均で25%が除脂肪組織であることがわかりました。

この25%という数字はあくまでも平均値です。食事制限が厳しいほど除脂肪組織の減少割合が高くなり、反対に緩やかな食事制限によってゆっくりと減量する場合は、除脂肪組織はあまり減らないこともわかっています。

このようなことから、食事制限を主な手段として減量する場合は、時間をかけて、ゆっくりと減量する必要があります。食事制限は、始めたら、生涯にわたって続ける必要があるので、あわてる必要もありません。

除脂肪組織の減少は再肥満につながりやすい

除脂肪組織が減ることの問題点として、再肥満を予防するという観点から、さらに２つのことをあげる必要があります。

まず、除脂肪組織が減るということは基礎代謝量が減ることを意味します。実際に、世界中で行われた減量実験の結果、食事制限のみで減量すると、

図６-２ 食事制限のみによる身体組成の変化と再肥満による体脂肪率の悪化

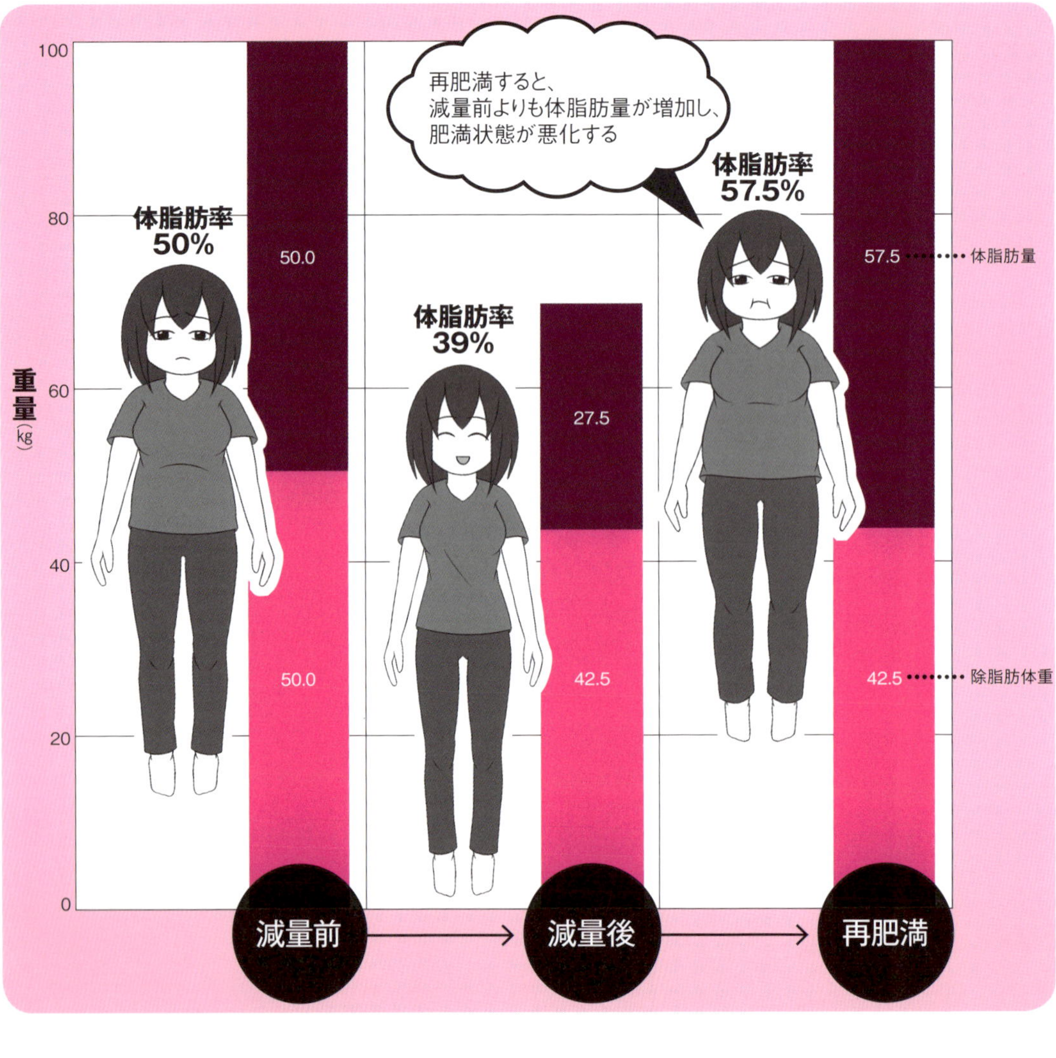

基礎代謝量は平均で10%、最大で20%減ることが明らかになっています。

すでに基礎代謝量には大きな個人差が存在することを説明しましたが、その際、代謝が２割低いと１年間に10kg以上も肥満する可能性があることを計算で示しました。つまり、除脂肪組織が減るということは太りやすい体質になることを意味します。

もう１つの問題点は、再肥満※2した際には、前よりも肥満状態が悪化することです。**図６-２**も見ながら、次の計算を行ってみてください。

仮に、体重が100kgで、体脂肪率が50%の人がいたとします。この人が懸命に努力して食事制限で体重を70kgまで減らしたとします。つまり、30kgの減量を果たしたとします。たくさんの研究の結果が示している「減った体重の25%は除脂肪組織」から、減らすことができた30kgのうち、

30kg×0.25=7.5kg

が除脂肪組織の減少量であり、残りの22.5kgは体脂肪の減少量であることになります。この人の減量前の体脂肪率は50%だったので、減量前の体脂肪量も除脂肪組織量も50kgずつでした。そこから体脂肪は22.5kg減るので残りは27.5kg、除脂肪組織は7.5kg減るので残りは42.5kgとなり、減量後の体脂肪率は、

27.5kg÷(27.5+42.5)=39%
（小数点以下四捨五入）

となり、体脂肪率は50%から39%に減り、健康状態も一応改善することになります。

この状態を維持することができれば、問題はありません。しかし、そのためには、食事制限を生涯にわたって続ける必要があります。なぜなら、除脂肪組織が減った分、基礎代謝量が減るからです。実際には、生涯にわたって食事制限をすることは困難で、多くの人が再肥満します。

再肥満するときには何が増えるでしょうか？

答えは、体脂肪です。例えば、骨格筋や骨はトレーニングを行わないと増えません。でも、この人は運動をせずに食事制限でやせようとするタイプの人ですから、当然のことながら、減量後も運動はしません。そして、すでに計算したように（体重が70kg程度の場合、代謝が２割少ないと年に体脂肪は15kgの割合で増加するので）、２年ぐらいで元の体重に戻ります。そうすると、体脂肪率はどうなるのでしょうか？

[27.5kg（減量後の体脂肪量）
+30kg（再増加した体脂肪量）]
÷100kg（再肥満後の体重）
=57.5%

となり、減量を行う前の50%よりも体脂肪率は増加するのです。そして、健康状態も悪化します。

このようなことを繰り返していると、身体的な健康状態が悪化するだけでなく、心理的な状態も悪化することが多いことも、たくさんの研究によって報告されています。再肥満すると「やっぱり自分はやせることができなかった」とか「前よりも醜くなった（体脂肪率がより高くなるから）」と自信を失い、意欲が低下するのです。

減量に必要な身体活動量

次の章で、減量するためには、具体的に、どのくらい身体活動量を増加させる必要があるのかを解説しますが、読者の皆さんは、その多さに驚かれたり、「自分には無理だ」と諦めたりされる可能性があります。

そこで、現実的には、できるだけ除脂肪組織を減らさないように緩やかな食事制限を行い、同時に身体活動量を増加させることによって、体脂肪率の減少を目指します。

身体活動による減量の場合も、身体活動は生涯わたって続ける必要があります。食事制限ほどではないものの、身体活動による減量でも、中断すると

※2 しばしば再肥満することは「体重がリバウンドする」といわれるが、このリバウンドという表現は和製造語であり、英語圏の人たちには通じないので、この表現は使わないほうがよい。

再肥満する可能性は非常に高いからです。その理由は主に２つあります。

その１つは、身体活動量を増加させると、無意識のうちに摂取エネルギーが増えるからです。このため、無意識に増加する摂取エネルギーを越えて身体活動量を増加させる必要があるのですが、身体活動を中断しても、増加した食欲はしばらく減らないので、摂取エネルギーの過剰になりやすいのです。

もう１つは、年齢とともに筋力が衰えていきますが、筋力が衰えるということは骨格筋量が減少するということであり、その分、基礎代謝量も減少するからです。このため、運動を行い、骨格筋の衰えを防止する必要があるのですが、運動を中止してしまうとそれができなくなるからです。

減量する必要がない場合でも、全く逆に増量する必要がある場合でも、健康のためには身体活動を生涯にわたって実施する必要があります。「減量のための身体活動も生涯にわたって止めることはできない」といわれて驚いたり、ガッカリしたりすること自体が間違いなのです。

内臓脂肪型肥満と皮下脂肪型肥満では減量目標が異なる

肥満の判定はBMIで行い、健康上の理想体重でもある標準体重はBMIが22の時です。それでは、肥満している場合の減量目標は、BMIが22になる体重、すなわち標準体重でしょうか？

減量の目標は、肥満の種類、すなわち内臓脂肪型肥満なのか、皮下脂肪型肥満なのかに分けて設定する必要があります。

内臓脂肪型肥満は、単純には、一つひとつの内臓脂肪細胞内の貯蔵脂肪量が満杯になって、あふれ出てくるようになると悪さをします。そこで、減量目標は、あふれ出てこなくなるように脂肪の貯蔵量を減らすことです。

この場合、少しでも脂肪細胞内の脂肪の貯蔵量が減少すれば、あふれ出てこなくなるので、たくさん減量する必要はありません。

そこで、日本肥満学会は、内臓脂肪型肥満の場合は、現状の体重を５％減らすだけでよいと表明しています。研究の中には、現状の体重を２～３％減らすだけで、さまざまな病状が改善したことを報告しているものも複数あります。

たくさん減量するよりもはるかに大切なことは、減量した状態を維持することです。再肥満すると、再び脂肪細胞からエネルギーがあふれ出てきて、血糖値や中性脂肪値が上昇し、病状が悪化します。

一方、皮下脂肪型肥満では、主に、体脂肪が多すぎることに伴う過大な体重が物理的に関節などの負担になることと、皮下脂肪細胞が過剰に性ホルモンを分泌することによる不妊や変形性関節症が問題になります。

そこで、このタイプの肥満では比較的多くの体脂肪量を減らす必要があるため、日本肥満学会は、とりあえずの目標として現状の体重を10％減らす必要があるとしています。そして、その10％の減量が達成できた時点で症状や病状を確認し、必要に応じてさらなる減量を目指します。

単純には、内臓脂肪型肥満の減量目標は５％であり、皮下脂肪型肥満の減量目標は10％ですから、内臓脂肪型肥満の方が減量は楽に達成できることになります。実は、もう１つ、内臓脂肪型肥満の方の減量が容易である理由があります。それは、脂肪細胞数の違いです。

内臓脂肪型肥満では、脂肪細胞数は増えておらず、個々の脂肪細胞の中に過剰に脂肪が蓄積するタイプですから、減量する際には、一つひとつの細胞内に蓄えられている脂肪量を減らすことになります。一方、皮下脂肪型肥満の場合は、一つひとつの脂肪細胞の中の貯蔵脂肪量が多いわけではなく、脂肪細胞数が増えている状態です。一度増えてしまった脂肪細胞数は減りませんから、皮下脂肪型肥満の減量は内臓脂肪型肥満に比べて困難なのです。

最近では日本でも、高度肥満の患者で糖尿病などの病状が悪い場合、胃を小さくする外科手術で減量する方法が採用されるようになってきていますが、このような手術を行っても脂肪細胞の数は減らないことが報告されています。

低炭水化物ダイエットはおすすめできない

本書のタイトルに「ダイエットはやめよう」とあります。このようなタイトルを付けた理由の１つは、ダイエットは続かないからです。続かないと、再肥満し、前よりも体脂肪率は増加し、健康状態も悪化し、前よりもブヨブヨになるからです。

比較的最近話題のダイエットとして低炭水化物ダイエットがあります。本書ではダイエットという言葉も使わないようにおすすめしているのですが、「低炭水化物ダイエット」は「低炭水化物食」なので、よび方としては間違っていません。そして、低炭水化物ダイエットは一部の医療機関でも採用されており、特に、糖尿病患者の食事療法に応用されています。

ただし、低炭水化物ダイエットを採用している医療機関でも、全ての糖尿病患者に推奨しているわけではありません。むしろ、やむを得ず一部の患者に応用しているといったほうがよいでしょう。

糖尿病になると、必ず、食事制限が必要になります。従来の食事制限の方法は、全ての食品を６種類に分け、その６種類の食品別に食べてもよい量を設定するというものです。この方法は複雑で、理解するのも実行するのも大変です。患者の中には理解できなかったり、理解できたとしても実行するだけの時間的・精神的余裕がなかったりする人もたくさんいます。つまり糖尿病に必須の食事制限ができないのです。この結果、多くの患者の病状は悪化し、不幸な結末を迎えます。そこで考え出されたのが低炭水化物食です。糖尿病の最大の問題点は血糖値が高くなり過ぎることなので、血糖値を上げる直接的原因である炭水化物だけでも減らそうという発想です。

しかし、エネルギーの摂取を減らさないことには糖尿病自体は改善しないので、炭水化物だけを制限する方法は一時しのぎに過ぎません。2013年の３月に日本糖尿病学会も「総エネルギー摂取量の制限を最優先する」とし、これを制限しないまま炭水化物のみを極端に制限した食事療法は「現時点ではすすめられない」と表明しました。

実は、私が開催している「高齢者レジスタンストレーニングプログラム」に参加しているご婦人の中の１人がこれで失敗をしました。このご婦人のご主人が糖尿病で、どこからか低炭水化物食が糖尿病に効果的と聞いてきて、素人判断で実行されたのです。ご主人だけに低炭水化物食をさせるわけにもいかないし、高齢とはいっても女性ですから、実際には全く減量する必要はなかったのに、自分もスリムになりたいと思い、このご婦人もご主人とともに低炭水化物食を始めてしまいました。

その結果、骨格筋がやせ細ってしまい、せっかく３年間のレジスタンストレーニングで努力して高めた筋力が、大幅に低下してしまいました（図６-３の36ヶ月から40ヶ月）。当然、骨格筋量も減少しているので、前より太りやすくもなってしまいました。

皆さんは、このような失敗をしないためにも、「ダイエット」には飛びつかないようにしてください。

図６-３レジスタンストレーニングを継続している高齢女性の筋力が低炭水化物ダイエットで減少した

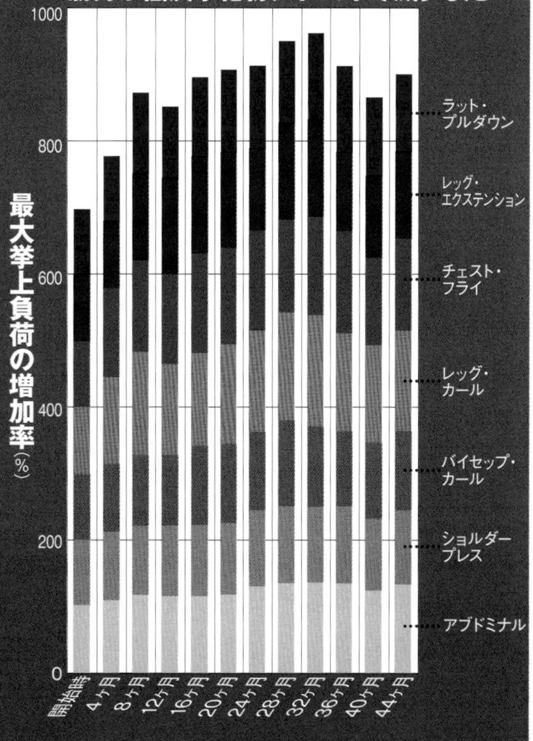

もっと詳しく

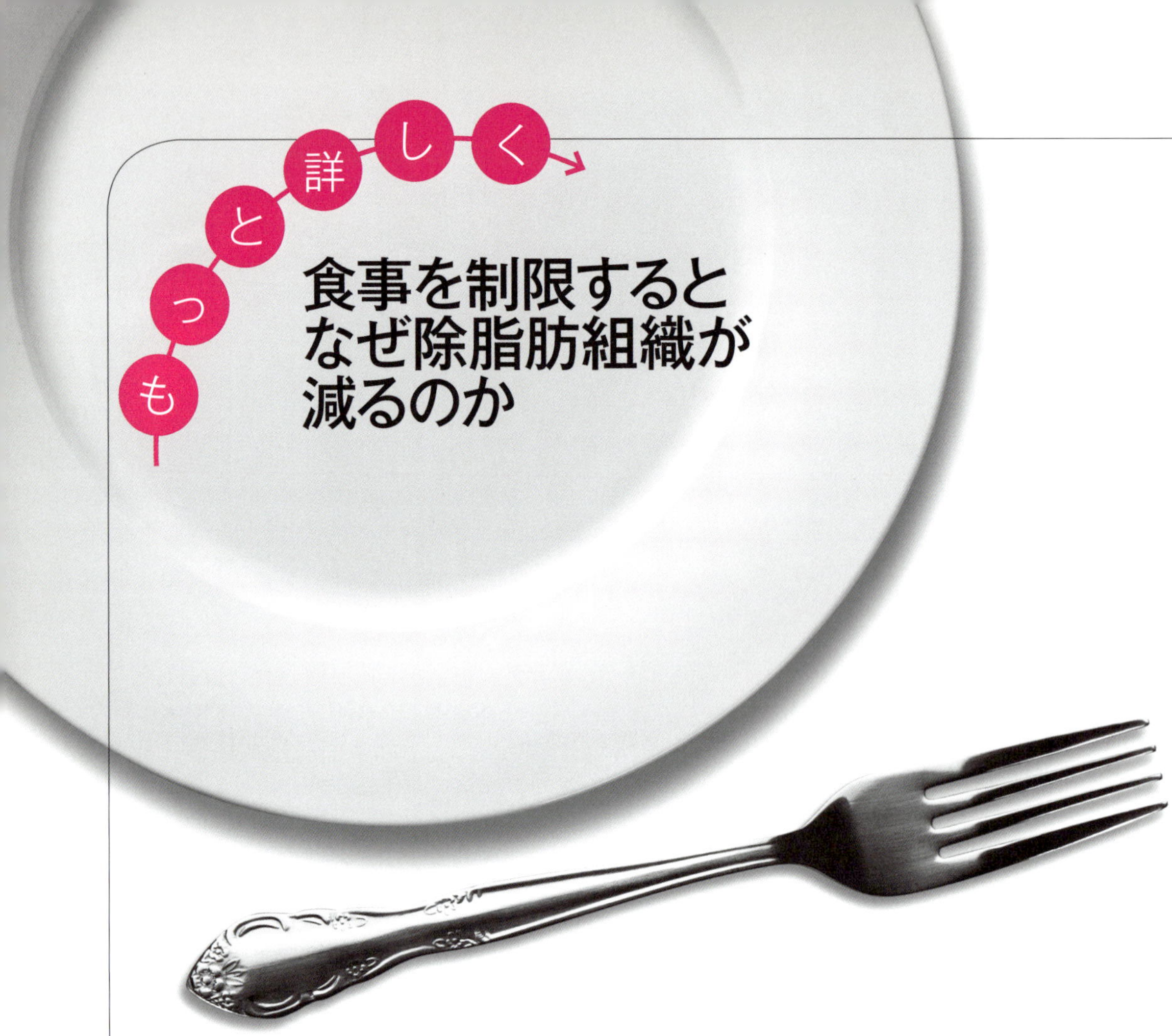

食事を制限するとなぜ除脂肪組織が減るのか

1日3回普通の食事をしているヒトは、安静にしているときには糖質と脂肪をほぼ半々の割合で消費します。つまり、皆さんの身体を構成しているほとんどの臓器は、そのエネルギー源として、糖質と脂肪の両方を消費する能力を持っています。

ところが、例外があって、脳細胞などの一部の組織は脂肪をエネルギー源として消費する能力がありません。このため、脳にとって糖質が唯一[※3]のエネルギー源なのです。

糖質は、肝臓と骨格筋の中にグリコーゲンとして蓄えられています。肝臓に蓄えられているグリコーゲンの量は、覚えやすいように切りのよい数字でいうと、体重が50kgなら50g、体重が60kgなら60g、体重が70kgなら70g程度とわずかです。骨格筋に蓄えられているグリコーゲンの量は肝臓の数倍ありますが、骨格筋内に蓄えられたグリコーゲンは、外には出てこない[※4]ので、脳のエネルギー源としては活用できません。このため、脳が利用できるのは肝臓に蓄えられたグリコーゲンに限られます。

脳は、血液中に含まれる糖質であるブドウ糖（血糖）を取り込んで、エネルギー源として消費します。脳が安定して活動するためには脳に安定した量のブドウ糖が供給され続ける必要があるので、血糖の濃度、すなわち血糖値は狭い範囲に保たれる必要があり、その役割を果たしているのが肝臓です。

仮に、体重が60kgだとすると、1時間あたりの安静代謝量は60kcalでしたね。この半分が脂肪、残りの半分が糖質でまかなわれており、糖質1gは4kcalですから、

$$30\text{kcal} \div 4\ \text{kcal} = 7.5\text{g}$$

という計算から、毎時7.5gずつ、肝臓のグリコーゲンが減少することになります。体重が60kgの場合は、肝臓に60gのグリコーゲンが蓄えられているので、

$$60\text{g} \div 7.5\text{g}/\text{時} = 8\ \text{時間}$$

で肝臓のグリコーゲンは枯渇することになります。これが、ヒトが１日に３回食事をする理由です。糖質が無くなると脳細胞はエネルギー不足をおこすので、繰り返し糖質を摂取して肝臓のグリコーゲンを補充する必要があるのです。

もし、糖質が足りなくなったら、ヒトの身体はどうするのでしょうか？１つは、脳細胞以外の組織は脂肪を消費する能力を持っているので、脂肪を消費する割合を高め、糖質を節約します。しかし、脂肪を消費する能力を有する組織も、脂肪のみでは生きていくことはできず、必ず糖質も必要です。

残念ながら、ヒトには、体内で、脂肪を糖質に変換する能力はありません。しかし、たんぱく質なら糖質に変換することができます。そこで、糖質が足りなくなってくると、たんぱく質でできている組織を分解し、アミノ酸にし、肝臓でアミノ酸を糖質に変換し、不足している糖質を補うようにします。このアミノ酸など[※5]を糖質に変換することを専門用語で「糖新生」といいます。

「たんぱく質でできている組織を分解し」と書きましたが、この「たんぱく質でできている組織」が除脂肪組織です。すなわち、骨格筋や内臓などです。つまり、食事制限をすると除脂肪組織が減ってしまう原因は、糖質が足りなくなるからです。ですから、仮に食事制限をするとしても、炭水化物[※6]は不足しないように摂取する必要があります。

「食事制限」という意識はなくても、太りたくないと思い、常に控えめに食事をしている場合も同様で、炭水化物は不足しないように注意する必要があります。しかし、筆者の周りの若い女性（学生）の昼食を見ると、おかずだけ食べて、ご飯はほとんど残すような食べ方をする人のほうが多いように思います。それでは健康美人にはなれません。

ただし、肝臓や骨格筋に蓄えきれないほど多量に炭水化物を摂取すると、余った糖質は脂肪にかえて脂肪細胞内に蓄えられるので、過剰に摂取することも避けなければなりません。

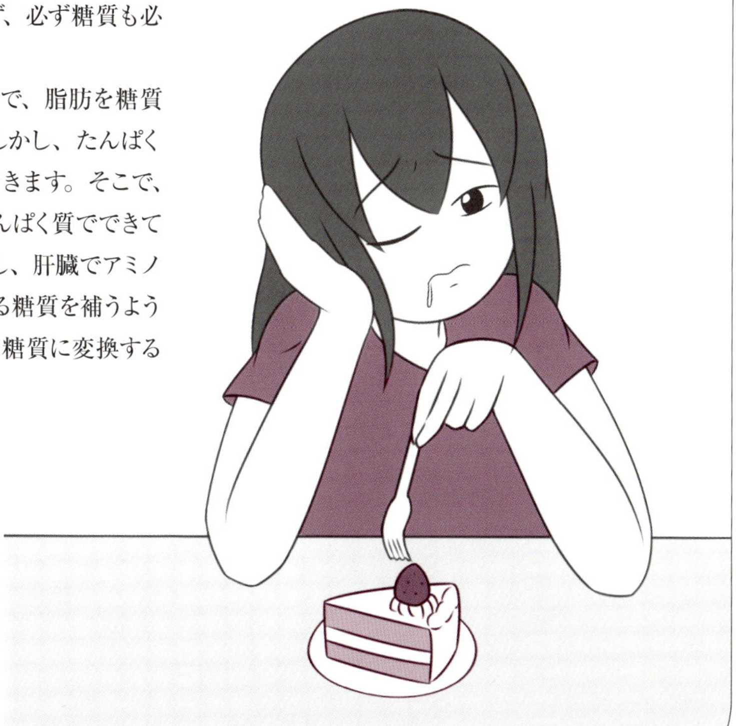

※3 脳細胞はケトン体もエネルギー源として消費する能力を有しているが、正常なヒトの体内にケトン体はほとんどないので、健康な人にとっては「糖質が唯一のエネルギー源」といえる。

※4 高強度の運動を行うと、骨格筋内のグリコーゲンは、グルコース（ブドウ糖）を経て乳酸に返還され、血液中に放出されるので、骨格筋内のグリコーゲンは間接的には外に出てくるが、脳はこの乳酸も直接的にはエネルギー源として消費できない。

※5 乳酸も糖新生の材料になる。

※6 炭水化物にはデンプンや食物繊維が含まれる。ヒトは食べた炭水化物を消化し、単糖として吸収する。

もっと詳しく

朝食抜きの問題点

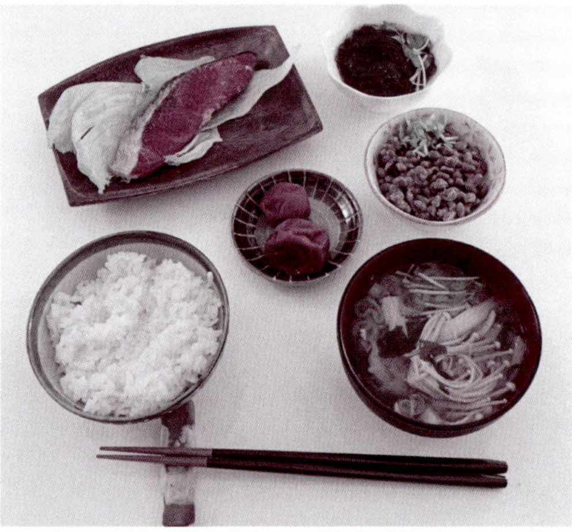

厚生労働省の平成24年の「国民健康・栄養調査」の結果によると、朝食を食べない人が最も多い年代は20歳代で、男性では29.5%、女性では22.1%が朝食を食べていません。

脳細胞が安定して活動するためには、脳細胞の唯一のエネルギー源である血糖を一定の濃度に保つ必要があります。しかし、肝臓に蓄えることができるグリコーゲンで血糖値を一定に維持できるのは食後約８時間ですから、翌朝になると、肝臓のグリコーゲンはほぼ空っぽの状態になります。

もし朝食を食べないと、午前中いっぱい脳細胞のエネルギー源である糖質が不足し、糖質を補うために糖新生の材料として骨格筋などが分解され、基礎代謝が減ってしまいます。また、朝食を食べないということは、昼食まではエネルギーが不足した状態になるので、体温を下げたり、脳の活動も低下した状態になり、無意識のうちにあまり身体を動かさなくなったりもします。

以上の説明は、朝食を抜くことの直接的な影響ですが、さらに別の問題もあります。

遅い夕食が肥満を引き起こす

朝食を食べない人は夜型の生活であることが多く、朝食の有無だけでなく、夜型の生活が肥満を引き起こす可能性があることが明らかになりつつあります。このことに関する研究は「時間栄養学」ともよばれます。

夜型の生活の場合は、夜遅い時刻に夕食を食べることになるので、これが、肥満を引き起こす可能性があるのです。ヒトの体内には遺伝子の働きに応じた「体内時計」というものがあり、この体内時計に基づいて、夜遅い時間には、ヒトの生理状態は活動状態から休止状態に変化します。ホルモンの分泌も体内時計に基づいて変化します。

この結果、夜遅くに食べたものは、活動に消費されるよりも、翌日の活動に備えて貯蔵される割合が高まるので、同じカロリーの食事をしたとしても、夜遅くに食事をすると肥満しやすくなります。また、親の夜型の生活パターンが子どもの肥満を誘発しているという報告もあります。

朝食を食べない子どもは学力も体力も低い

朝食を食べない子どもの学力が低く（**図6-4**）、また、体力も低い（**図6-5**）ことがわかっています。朝食を食べないと脳がエネルギー不足をおこし、十分に機能できないので、学習に集中できないからです。また、午前中いっぱいは糖質が不足した状態が続きますから、その間に、糖新生のために骨格筋を分解するため、骨格筋がやせ細り、体力が低下します。

図6-4
朝食を食べない子どもの学力は低い
(内閣府『平成22年版食育白書』より)

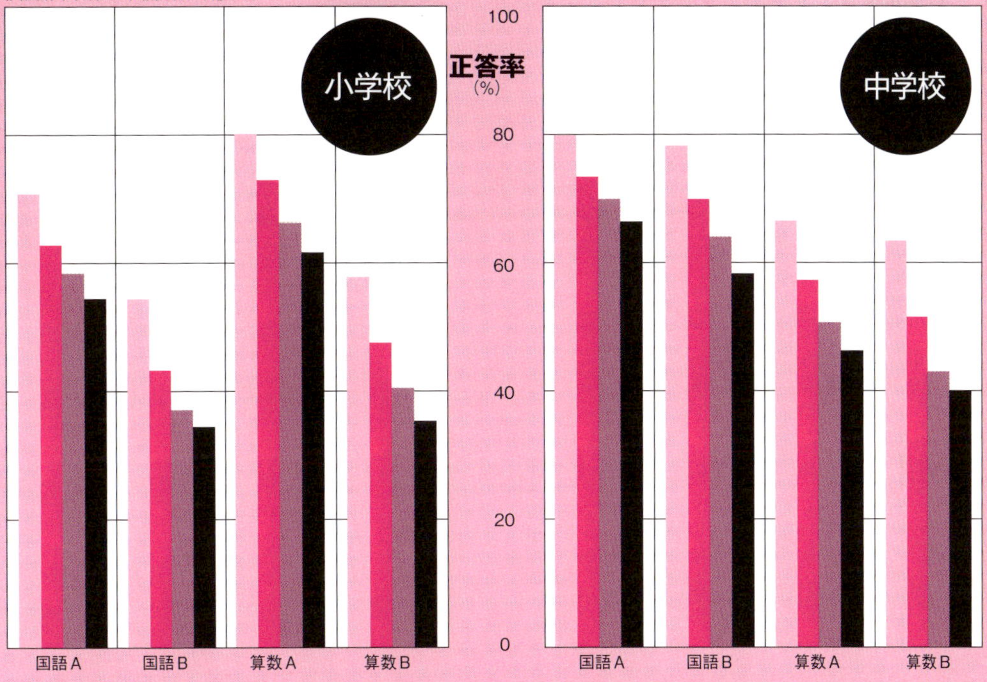

図6-5 朝食を食べない子どもの体力は低い
(内閣府『平成22年版食育白書』より)

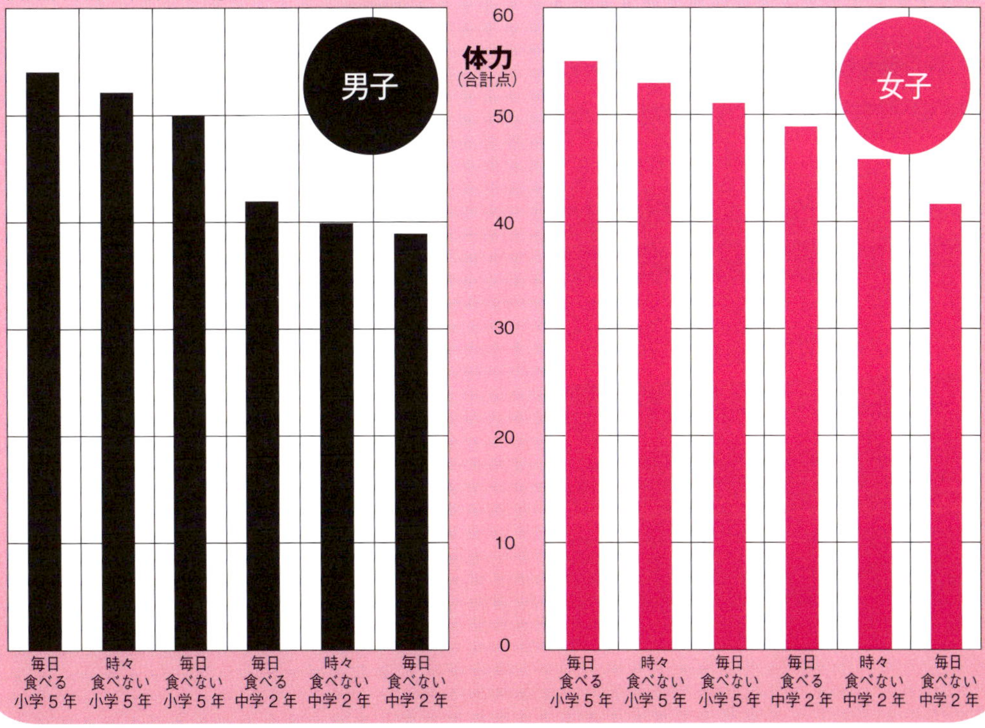

第6章 参考文献

橋本　勲：『（補訂版）基礎・運動栄養学』㈳日本エアロビックフィットネス協会、2001年

Ditschuneit HH, et al: Metabolic and weight-loss effects of a long-term dietary intervention in obese patients. Am J Clin Nutr. 1999; 69: 198-204.

Flechtner-Mors M, et al: Metabolic and weight loss effects of long-term dietary intervention in obese patients: four-year results. Obes Res. 2000; 8: 399-402.

Lalonde L, et al. Comparing the benefits of diet and exercise in the treatment of dyslipidemia. Prev Med. 2002; 35: 16-24.

Truesdale KP, et al.: The effect of weight history on glucose and lipids: the Atherosclerosis Risk in Communities Study. Am J Epidemiol. 2005; 161: 1133-43.

香川靖雄編著：『時間栄養学―時計遺伝子と食事のリズム』女子栄養大学出版部、2010年

7 運動で減量する

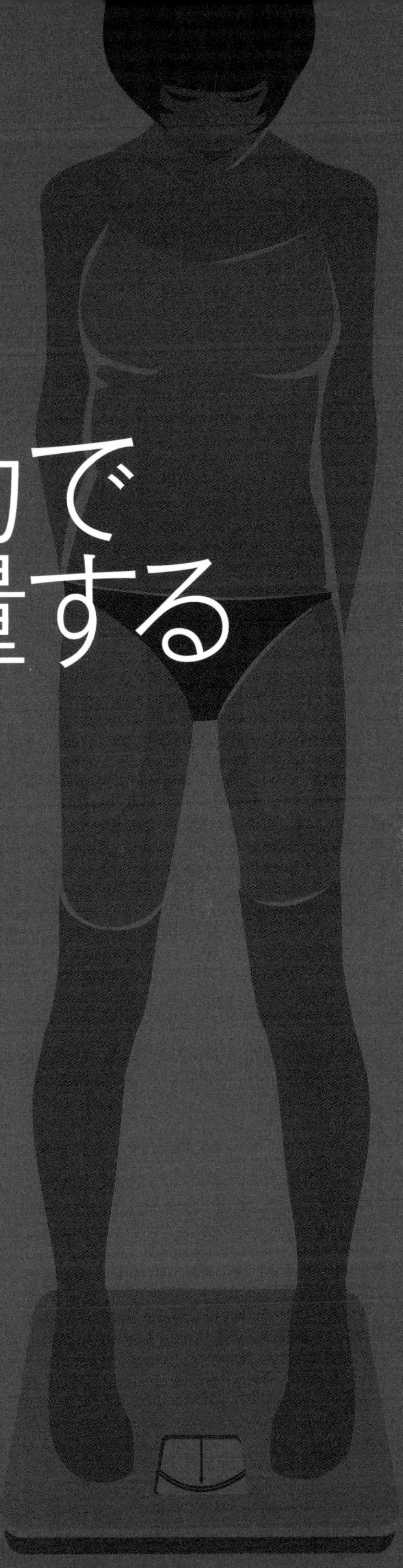

単純に考えると、「チリも積もれば山となる」方式で、１回当たり、ないしは１日当たりで見ると少ない身体活動量であっても、長い期間続ければ、減量できるような気がします。しかし、残念なことに、実際にはそのようなことは起きません。その原因は明確にはわかっていませんが、生物が有している「恒常性（ホメオスタシス）」とよばれる能力が関係している可能性があります。

恒常性とは、環境が少々変わっても、身体の状態は一定を保つように調節機能が自動的に働くことです。例えば、夏でも冬でも、ヒトの体温は一定を保ちます。これと同じように、少々摂取エネルギーや消費エネルギーが増減しても、ヒトの生理は体重（体脂肪量）を一定に保とうとします。

しばしば、「運動をすると、骨格筋が発達し、基礎代謝量が高まり、減量することができる」といわれます。雑誌などでもこのような特集が組まれたりもします。理論的には正しいのですが、残念ながら、実際はそのようにはなかなかなりません。

減量するためには、体内のエネルギーが足りない状態にする必要がありますが、そうすると恒常性の機能が働きだし、可能な限りエネルギーを節約し体重が減らないようになります。また、そもそもエネルギーに余裕がない状態で運動をしても、骨格筋量はあまり増えず、基礎代謝量も増えないことを多くの研究結果が報告しています。

それでは、どのように運動すれば減量できるのでしょうか。その答えは、「恒常性の能力を超える強度と量の運動をする」です。

運動の目安は１回10～30分を１日２～３回、週３～５日以上

さまざまな医学系の学会や、専門医で構成する委員会やワーキンググループなどが、代表的な疾病・障害の標準的な診断方法や治療方法を「診療ガイドライン」として発表しています。その１つに、日本肥満学会の『肥満症治療ガイドライン』があります。発表されたのは2006年で、2014年３月現在、改定作業が行われているようなので、近いうちに改訂版が出る可能性もあるのですが、ここでは、2006年に発表された初版を参考にしていきます。

その中で、「散歩、ジョギング、ラジオ体操、自転車エルゴメーター、水泳といった全身の筋肉を用いる有酸素運動を行う。とくに、後二者は肥満症患者に適している。脈拍120/分（60歳未満）ないしは100/分（60～70歳）の中等強度の運動を、１回10～30分、できれば１日２～３回、週３～５日以上実施する」と示されています。

皆さんはこれを読んでどのように感じますか？「１回10～30分、できれば１日２～３回、週３～５日以上実施する」という部分を読むと、たったそれだけで良いのかと思いませんか？すでにこのぐらいの身体活動は行っていると感じる方も多いと思います。

日本肥満学会もそのことは当然わかっていて、『肥満症治療ガイドライン』のダイジェスト版の中には、「日常生活の活動量増加で消費される週1,000kcal程度の運動量では、運動と一緒に行う食事療法の効果を除いた場合、肥満や、これに関連する種々の代謝異常のコントロールに及ぼす効果はさほど大きくなく、効果が発現しない場合もあることがわかってきました」とも書かれています。

では、なぜ、「１回10～30分、できれば１日２～３回、週３～５日以上実施する」としたかというと、身体活動も継続する必要があるからです。何事も、継続するためには、あまり無理をせず確実に実施できる程度から始めるのが秘訣です。減量は生涯にわたって取り組む必要があるので、効果が得られるように徐々に身体活動量を増やしていきます。

アメリカスポーツ医学会による減量に必要な身体活動量

アメリカスポーツ医学会（ACSM）が、世界中の研究論文をまとめて、減量に必要な身体活動量を公表しています。エッセンスのみを**図7-1**にまとめました。

ACSMは、身体活動による減量プログラムの初期の段階では、身体活動が1,200kcal以上になると減量効果が現れ始めると示しています。

本章の最初で「チリも積もれば山となる」方式では減量できないと書きました。そして「ヒトが持つ

図7-1
減量に必要な身体活動量
（ACSM、2009）

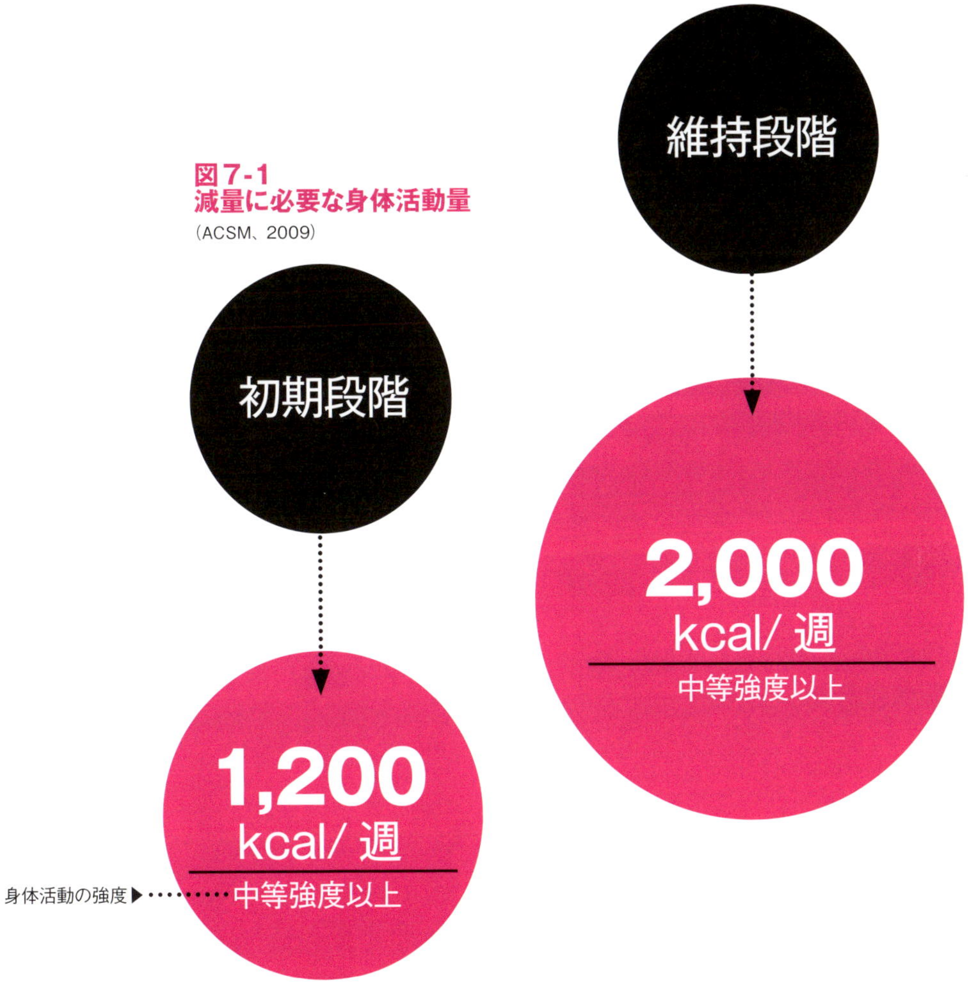

恒常性の能力を超える強度と量の身体活動を行わないとやせない」とも書きました。その「ヒトが持つ恒常性の能力を超える量」の身体活動量が週当たり1,200kcalにあたります。

身体活動の強度に関しても「ヒトが持つ恒常性の能力を超える」強度でないと効果は得られないようで、それが「中等強度以上」です。中等強度以上とは、歩く強度以上という意味です。座っているよりも立っているほうが消費エネルギーは２倍ほど多いのですが、立っているだけでは中等強度にはなりませんから、立っているだけではやせません。ただし、座っている時間が長い人ほど肥満していることを報告した研究論文は複数あるので、肥満予防のためにはできるだけ座らないようにしたほうがよさそうです。

さらに身体活動量を増加させる必要があることも

図7-1を見ると、減量に必要な身体活動量は、初期段階と維持段階に分けて示されています。

初期段階におけるヒトの恒常性の能力を超える身体活動量が1,200kcal/週ですが、この身体活動量をしばらく続けているとヒトは慣れてきて（体力が高まってきて）、1,200kcal/週では恒常性の能力を超えることができなくなってくるようです。その結果、多くの人でいつの間にか体重が減らなくなってきたり、逆に体重が再増加し始めたりします。すでに十分量の減量ができており、その状態で体重が停滞しているのであれば、そのまま続けるだけで問題ありません。しかし、まだ減量が不十分であったり、体重が再増加し始めたりした場合は、さらに身体活動量を増加させ、新しく獲得した恒常性の能力を超える必要があります。その際の目標が維持段階の2,000kcal/週です。

2,000kcal/週に増加させても、まだまだ体力が高まり、新たな体重の停滞期に入ったり、体重が再増加し始めたりする可能性もあります。しかし、ACSMは、健康上、週当たりの身体活動量は3,000kcalを超えないほうがよいとも表明しています。そこで、週当たりの身体活動量の合計が3,000kcalを超えてもなお、減量が不十分であったり、体重が再増加し始めたりする場合は、それ以上身体活動量を増加させるのではなく、食事制限を優先します。

1,200kcal/週は、合計ではなく、増加させるべき身体活動量

体脂肪を減少させる（減量する）ためには、体内のエネルギーを不足状態にする必要がありました。すなわち、身体活動を増加させる必要があります。そのため、減量プログラムの初期の段階における1,200kcal/週という目標は、増加させるべき目標であり、身体活動量の合計の目標ではありません。身体活動量の合計は、一人ひとり異なります。なぜなら、人によって日常（減量を始める前）の身体活動量が異なるからです。

身体活動量を計算してみる METsによる計算

第５章の【基礎代謝量の個人差でどれだけ太りやすいか？】で、１日あたりの安静代謝量の計算方法を紹介しました。その計算式は、

１日あたりの安静代謝量＝
体重（kg）×24時間×１kcal/kg/時

でした。

私の体重は68kgなので、１日当たり安静代謝量は、

68kg×24時間×１kcal/kg/時＝1,632kcal/日

と計算できるとも説明しました。

安静にしていると、成人は平均で体重１kg当たり、１時間当たり、１kcalエネルギーを消費するので、計算式の中に「１kcal/kg/時」という項がふくまれているのですが、この状態を１METs（メッツ）といいます。

身体を動かすと（身体活動を行うと）、より多くのエネルギーを消費しますが、その時の値もMETsで表現でき、「安静にしているときの何倍のエネルギーを消費するのか」という意味でMETsを使います。

具体的には、多くの人を測定した結果、普通の速度で歩くと、安静にしているときの約３倍のエネルギーを消費することがわかったので、普通歩行のMETsは「３」となります。そこで、体重が68kgある私が１時間歩いた際の消費エネルギー（身体活動量）は、

68kg×３METs×１kcal/kg/時＝
204kcal/kg/時

と計算できます。

減量するためには身体活動量を1,200kcal/週増やす必要があるので、

1,200kcal/週÷204kcal/kg/時＝5.88時間/週

歩く時間を増やす必要があります。

減量効果を得る身体活動は３METs以上

普通歩行ばかりでなく、日常生活の中で行われるさまざまな身体活動（厚生労働省はこれを「生活活動」とよぶ）や、スポーツ・健康づくり運動（厚生労働省はこれを「運動」とよぶ）の際の消

表7-1 3METs以上の生活活動と運動の例

（厚生労働省の『健康づくりのための身体活動基準2013』より）

METs	生活活動	METs	運動
3	普通歩行（平地、67m/分、犬を連れて）、電動アシスト付き自転車に乗る、家財道具の片付け、子どもの世話（立位）、台所の手伝い、大工仕事、梱包、ギター演奏（立位）	3	ボウリング、バレーボール、社交ダンス（ワルツ、サンバ、タンゴ）、ピラティス、太極拳
3.3	カーペット掃き、フロア掃き、掃除機、電気関係の仕事：配線工事、身体の動きを伴うスポーツ観戦		
3.5	歩行（平地、75～85m/分、ほどほどの速さ、散歩など）、楽に自転車に乗る（8.9km/時）、階段を下りる、軽い荷物運び、車の荷物の積み下ろし、荷づくり、モップがけ、床磨き、風呂掃除、庭の草むしり、子どもと遊ぶ（歩く/走る、中強度）、車椅子を押す、釣り（全般）、スクーター（原付）・オートバイの運転	3.5	自転車エルゴメーター（30～50ワット）、自体重を使った軽い筋力トレーニング（軽・中等度）、体操（家で、軽・中等度）、ゴルフ（手引きカートを使って）、カヌー
		3.8	全身を使ったテレビゲーム（スポーツ・ダンス）
4	自転車に乗る（≒16km/時未満、通勤）、階段を上る（ゆっくり）、動物と遊ぶ（歩く/走る、中強度）、高齢者や障がい者の介護（身支度、風呂、ベッドの乗り降り）、屋根の雪下ろし	4	卓球、パワーヨガ、ラジオ体操第1
4.3	やや速歩（平地、やや速めに＝93m/分）、苗木の植栽、農作業（家畜に餌を与える）	4.3	やや速歩（平地、やや速めに＝93m/分）、ゴルフ（クラブを担いで運ぶ）
4.5	耕作、家の修繕	4.5	テニス（ダブルス）＊、水中歩行（中等度）、ラジオ体操第2
		4.8	水泳（ゆっくりとした背泳）
5	かなり速歩（平地、速く=107m/分））、動物と遊ぶ（歩く/走る、活発に）	5	かなり速歩（平地、速く=107m/分）、野球、ソフトボール、サーフィン、バレエ（モダン、ジャズ）
		5.3	水泳（ゆっくりとした平泳ぎ）、スキー、アクアビクス
5.5	シャベルで土や泥をすくう	5.5	バドミントン
5.8	子どもと遊ぶ（歩く/走る、活発に）、家具・家財道具の移動・運搬		
6	スコップで雪かきをする	6	ゆっくりとしたジョギング、ウェイトトレーニング（高強度、パワーリフティング、ボディビル）、バスケットボール、水泳（のんびり泳ぐ）
		6.5	山を登る（0～4.1kgの荷物を持って）
		6.8	自転車エルゴメーター（90～100ワット）
		7	ジョギング、サッカー、スキー、スケート、ハンドボール＊
		7.3	エアロビクス、テニス（シングルス）＊、山を登る（約4.5～9.0kgの荷物を持って）
7.8	農作業（干し草をまとめる、納屋の掃除）		
8	運搬（重い荷物）	8	サイクリング（約20km/時）
8.3	荷物を上の階へ運ぶ	8.3	ランニング（134m/分）、水泳（クロール、ふつうの速さ、46m/分未満）、ラグビー＊
8.8	階段を上る（速く）		
		9	ランニング（139m/分）
		9.8	ランニング（161m/分）
		10	水泳（クロール、速い、69m/分）
		10.3	武道・武術（柔道、柔術、空手、キックボクシング、テコンドー）
		11	ランニング（188m/分）、自転車エルゴメーター（161～200ワット）

※試合の場合

費エネルギーの測定が世界中で行われ、その結果がMETs値として公表されています。

表7-1に、『健康づくりのための身体活動基準2013』の中で示されている生活活動と運動のMETs値を示しました。

この表に示されている身体活動は、その表のタイトルにあるように3METs以上のものに限られます。なぜなら、ヒトが持つ「恒常性」の能力を超える強度でないと、減量効果は得られないからです。例えば、ストレッチや全身を使ったテレビゲームは2.3METs、ヨガやビリヤードは2.5METs、座って行うラジオ体操は2.8METsとされていますので、運動強度が足りず、減量のための運動としては不適切です。

なお、表の中には「子どもと遊ぶ」が2回出てきます。1つの「子どもと遊ぶ」のMETsは3.5で、もう1つの「子どもと遊ぶ」のMETsは5.8となっています。もし、実際に自分が子どもと遊ぶことがある場合に、どちらを選べば良いのでしょうか？

そのような場合は、すぐ右隣に示した運動の種類を見てください。METsが3.5になる運動は「自転車エルゴメーター（30〜50ワット）、自体重を使った軽い筋力トレーニング（軽・中等度）、体操（家で、軽・中等度）、ゴルフ（手引きカートを使って）、カヌー」であり、METsが5.8になる運動はありませんが、、最も値が近い6METsの運動は「ゆっくりとしたジョギング、ウェイトトレーニング（高強度、パワーリフティング、ボディビル）、バスケットボール、水泳（のんびり泳ぐ）」なので、これを参考に、3.5の「子どもと遊ぶ」を選ぶのか、5.8の「子どもと遊ぶ」を選ぶのかを決めてください。

減量のための身体活動は細切れでもよい

私が減量したい場合は、週当たり約6時間、歩く時間を増やす必要がありますが、この週当たりの歩行時間の増加を、1週間の中にどのように配分するのかは自由です。

世間では、「減量するためには、できるだけ長い時間運動を続けるほうが良い」といわれていたこともありましたが、今では、減量のための身体活動は細切れでも良いことが明らかになっています（その理由は次章で解説します）。

それに、「できるだけ長い時間運動を続けるほうが良い」と考えると、「長い時間運動を続けるような暇がない」と諦めてしまうことにもなるので、実行しやすさという観点からも「細切れでも良い」と考えるべきでしょう。

ここでは、一応、1週間の中に均等に配分するとして計算例を示しますが、「仕事に行く往復を利用して歩行時間を増加させたいので週5日に配分する」でも良いし、「天気の良い日だけ歩きたいので週4日に配分する」でも良いし、「平日は忙しいので、週末の土日にまとめて歩く」でもかまいません。

私の場合は、5.88時間を7日に均等に分けると、

5.88時間/週÷7日＝0.84時間/日
0.84時間/日×60分＝50.4分/日

つまり、1日50分となります。

最初からは無理 1日あたり 5分歩く時間を増やす

体重が68kgある私の場合は、減量プログラムの初期の段階では、1日当たりの歩行時間を50分増加させる必要があることがわかりました。しかし、いきなり、毎日毎日、これまでよりも50分多く歩くというのは非常に大変です。無理をすると、続かなくなって止めてしまい、再肥満にもつながります。

これまでも何度か強調してきましたが、続けることが最も大切です。最初のうちは効果が得られなくてもかまいません。そこで、目標は目標として、まずは、確実に実施できる程度から始めます。1日あたり5分ぐらい歩く時間を増加させるところから始めてください。

巻末にMETsを使用した身体活動量の記録用紙の一例を付けましたので、そのまま使うなり、PCの

表計算ソフトに応用するなどしてご活用ください。

歩行距離から身体活動量を計算する

METsを活用した身体活動量の計算を行うためには、生活活動や運動の実施時間を記録する必要があります。これはかなり面倒です。それに、生活活動や運動の種類別のMETsを調べる必要もあります。同じ身体活動の種類なのに複数のMETsの値が示されていて、どの数字を使ったらよいのか迷うこともあります。そこで、主な身体活動が歩行である場合は、歩数計を用いて、その身体活動量を知ることができますし、減量のために増やすべき歩数を計算することもできます。

多くの人を測定した結果の平均値として、距離1km歩くと、体重1kgあたり、0.7kcalのエネルギーを消費することがわかっています。私の体重は68kgなので、私が1km歩くと、

0.7kcal/km/kg×68kg=47.6kcal/km

エネルギーを消費すると計算できます。

減量の初期段階では、週に1,200kcal以上の身体活動量を増加させる必要がありますから、私の場合は、

1,200kcal/週÷47.6kcal/km=25.2km/週

歩行距離を増やす必要があることになります。

この目標を1週間の中にどのように配分するのかは自由です。自分の時間的都合に合わせて配分してください。細切れにしてもかまいません。細切れにしても、消費エネルギーに違いはないからです。例えば、平日の週5日だけに配分し休日は休養日にしてもかまいませんし、雨の日に歩くのは大変と思う人は天気の良い日だけに配分してもかまいませんし、平日は忙しいので週末にまとめて配分してもかまいません。(もっとも土日の2日間だけで毎週25kmも歩くのは困難ではありますが)

仮に、週7日に均等に割り当てることにすると、

25.2km/週÷7=3.6km/日

1日あたり3.6kmとなります。

次に、距離を歩数に換算する必要があります。歩数を計算するためには、歩幅のデータが必要です。

歩幅は実際に測定してください。身長から歩幅を推定する計算方法はおすすめできません。なぜなら、歩幅には大きな個人差があるからです。

距離のわかっている運動場(トラック)が身近にある場合は、歩数計を身に付けた状態で、そこを歩くことによって、自分の歩幅を確認することができます。ただ、最近は、危機管理のために、学校の運動場に無断で入ることができないこともあり、距離のわかっている歩行路が身近にないことも多いと思います。その場合は、100円均一ショップで売られている10mの巻き尺を手に入れてください。そしてその10mを何歩で歩くか確かめます。歩幅の計算は、

歩幅=10m÷歩数

となります。私は13歩で歩くので、

10m=1,000cm÷13≒76cm

と計算できます。

1日あたりの目標の歩行距離は3.6kmでしたので、増やすべき歩数は、

3.6km/日÷76cm=
3,600m/日÷76cm=
360,000cm/日÷76cm≒4,737歩/日

となります。

この計算から、私はこれまでよりも毎日約5,000歩多く歩くようにすれば、減量できることになります。ただし、最初から5,000歩も増やすことは困難なので、500歩、ないしは1,000歩ずつ増やしていくと良いでしょう。

自転車の場合

自転車の身体活動量は「0.45 kcal/km/kg」で計算します。歩く場合は「0.7 kcal/km/kg」でしたから、同じ距離の場合は、自転車の身体活動量は歩く場合の約３分の２になります。

駅前の歩道は違法な駐輪であふれています。身体活動量、すなわち消費エネルギーが少ないから、歩くよりも自転車の方が楽で、ヒトはどうしても楽なほうを選んでしまいます。自転車で通勤したり、日常の買い物などで自転車をよく使ったりする人は、一度、考えてみてください。歩いて行ける距離なのに、自転車で行くことを当たり前だと思っていないかと。

もちろん、週末に、身体活動量を増加させるためにサイクリングをすることは、大いにすすめられます。また、自家用車で通勤している場合には、車をやめて、自転車で通勤するのもおすすめです。

自転車での走行距離は、自転車を販売している店でサイクルコンピュータとよばれる自転車の歩数計にあたる商品を販売しているので、それを購入して計測してください（有料になると思いますが、取り付けも自転車販売店に依頼するほうがよいでしょう）。

ジョギングの場合

ジョギングの身体活動量は「1.1 kcal/km/kg」で計算します。歩く場合は「0.7 kcal/km/kg」でしたから、同じ距離の場合は、ジョギングの身体活動量は歩く場合の約1.6倍になります。もし、健康上・体力上の問題がなければ、普段歩いて通勤・通学をしているところをジョギング通勤・通学に変えるだけで、身体活動量が1.6倍になります。自転車と比べたら、なんと2.4倍です。

加速度計を内蔵している歩数計の多くは、その揺れの大きさや速度から、歩行と走行を判別して、歩行距離と走行距離を分けて記録してくれます。また、体重と歩幅を入力することによって自動的に消費エネルギーを計算して表示してくれるものもあります。

最近では、スマートフォンのアプリの中に、スマートフォン内臓GPSのデータから走行距離と速度を計測し、消費エネルギーを計算してくれるものもあります。ただ、本格的にジョギングする際にスマートフォンを携帯するのは少し重いかもしれません。その場合は最小の歩数計で歩数だけ記録し、後から「1.1 kcal/km/kg」の係数を使って自分の体重と歩幅から計算するとよいでしょう。

1.1kcal/km/kg×68kg=74.8kcal/km
1,200kcal/週÷74.8kcal/km=16km/週

体重68kgある私がジョギングで増やす必要がある距離は、１週間に約16kmとなります。

第7章 参考文献

厚生労働省: 運動基準・運動指針の改定に関する検討会 報告書、平成25年３月

身体活動量を確認するには 歩数計が便利

消費エネルギーの計算を自動でしてくれる歩数計を用いた身体活動量の確認方法を紹介します。

歩数計は、消費エネルギー計算機能付きを手に入れてください。最近は、携帯電話やスマートフォンの中にも、歩数計の機能が内蔵されており、消費エネルギーの計算をしてくれる機種やアプリもあるので、それらを活用するのもおすすめです。

ただし、それらの機種を選ぶ際に、1つの条件があります。必ず歩幅を入力するようになっているものを選んでください。中には、直接は歩幅を入力せずに、身長などから歩幅を推定して消費エネルギーの計算をするものがあり、その場合は推定誤差が大きくなるので、おすすめできません。歩幅ばかりでなく、身長も入力する必要がないものは問題外です。

値段は高くなりますが、できるだけ多くの日数の記録を歩数計の中に残せる（メモリー機能のある）ものがおすすめです。減量に必要な身体活動量は週単位で決まっているので、その当日の値しか見ることができない機種だと、毎日、その値を寝る前にノートなどに書き写さなければならないので、とても面倒です。メモリー機能があると、海外旅行などの場合は、旅行中は身に付けぱっなしにして、帰国後にまとめて歩数や消費エネルギーを確認できるので、とても便利です。

該当する機種は少ないのですが、防水機能のある歩数計を選ぶほうが無難です。もちろん、雨に濡れる可能性もあるのですが、それ以上に汗で濡れる可能性が意外に高いのです。実際には歩数計についている程度の防水機能は水没までは保証してくれないのですが、万が一、歩数計を付けたまま衣類を洗濯してしまった場合も、防水機能のあるものの方が壊れる可能性も低くなります。

なお、自転車やバイクなど、振動の多い乗り物を使用している場合は、歩数計はその振動まで歩数としてカウントしてしまうので、正確に身体活動量を評価することはできません。そのような場合は、METs（メッツ）を使用した計算、ないしは距離当たりの身体活動量の計算方法を使ってください。

表7-2 おすすめの歩数計の機能

歩幅を入力できる	
3軸のモーション、または加速度センサーを内蔵している	2軸のタイプだと、ポケットやバッグに入れた際に、入れた向きによって正確に計測できないことがある。腰のベルトに固定して使用する場合は、1軸でもよい（カタログなどには明示されていないこともあるので、店員などに確認したほうがよい）
防水機能を有する	機種はかなり限られるので、店頭には在庫がなく、取り寄せることになる可能性あり
データを保存するメモリー機能がある	最低でも1週間、できれば1ヶ月のデータを残せるとよい
ジョギングなど、普通歩行よりも高強度の歩・走運動を行う場合は、強度別に分けてデータを示す	加速度センサーを内蔵しているタイプの中に、この機能を有しているものがある

（注意）腕時計型の歩数計は、実際には歩いていなくても、腕の動きだけで歩数がカウントされてしまうので、おすすめしない。

8 減量に効果的な運動とは？

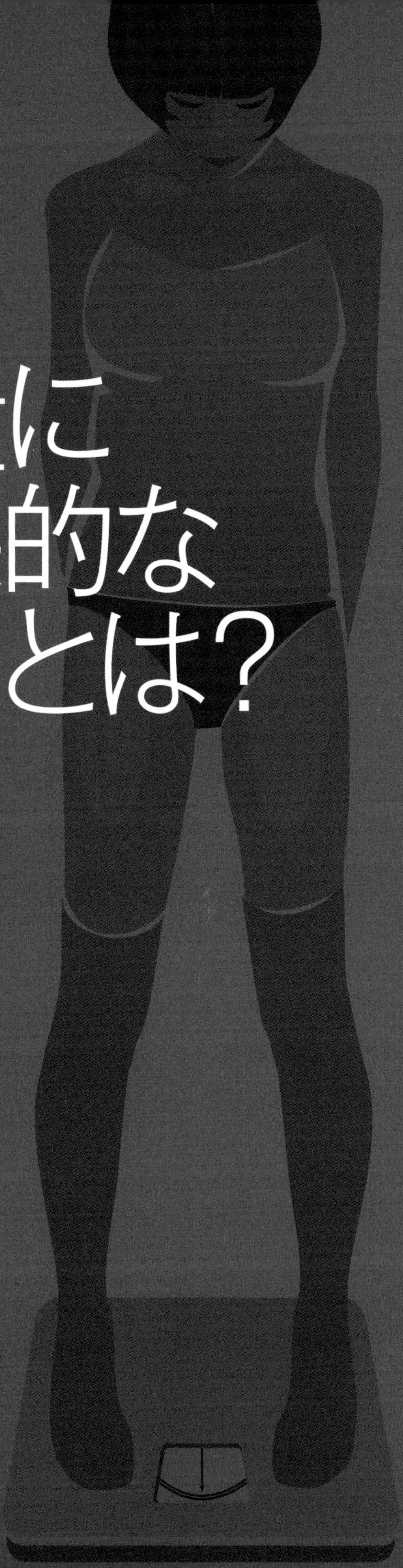

減量には「低強度の運動を長時間続ける」のがよい？

しばしば「減量のためには、低強度の運動を長時間続ける方がよい」といわれます。専門家が書いた本の中にもそう書かれていることがありますが、実は、これは完全に間違った考え方です。

「運動は低強度の方が効果的」ということはありませんし、「運動を長時間続ける」ということにもこだわる必要はありません。

減量効果を得るためには、ヒトが持つ恒常性の能力を超える強度でなければならないことを解説しました。その強度とは「中等強度以上」で、「低強度」ではないのです。

低強度より中等強度の方が脂肪消費量が多い

ではなぜ、「低強度の運動の方が減量効果に優れている」と間違って考えられるようになったのでしょうか？ **図8-1**をご覧ください。

このグラフは運動生理学を勉強する者にとってはバイブルともいえるAstrandとRodahlという２人の研究者が著した“Textbook of Work Physiology”という1970年に出版された古典的教科書に示されているものです。世界中の運動生理学の初学者の多くは、この本で運動生理学の本格的な勉強を始めました。

グラフの横軸は運動強度（最大酸素摂取量に対する割合）で、縦軸は脂肪と糖質の消費割合です。つまり、運動強度が高くなるほど、脂肪を消費する割合が減少し、その分、糖質を消費する割合が増加することを示しています。そこで、多くの運動生理学者は「減量するためには体脂肪を多く消費する必要があり、運動強度は低い方が脂肪を消費する割合が高いので、減量のための運動は低強度の方がよい」と考えたのです。

しかし、このグラフは、脂肪を消費する割合を示しているだけであって、脂肪を消費する量を示しているわけではありません。重要なのは、割合ではなく、量であるはずです。

運動による消費エネルギーは運動強度が高くなるほど多くなるので、このことを考慮に加える必要があります。グラフの横軸は運動強度を表しており、単純に運動強度が２倍になれば、消費エネルギーも２倍になります。

普通歩行のMETsは３でしたね？ 20歳代の平均

図8-1 運動強度が高くなるほど脂肪の消費割合は少なくなる

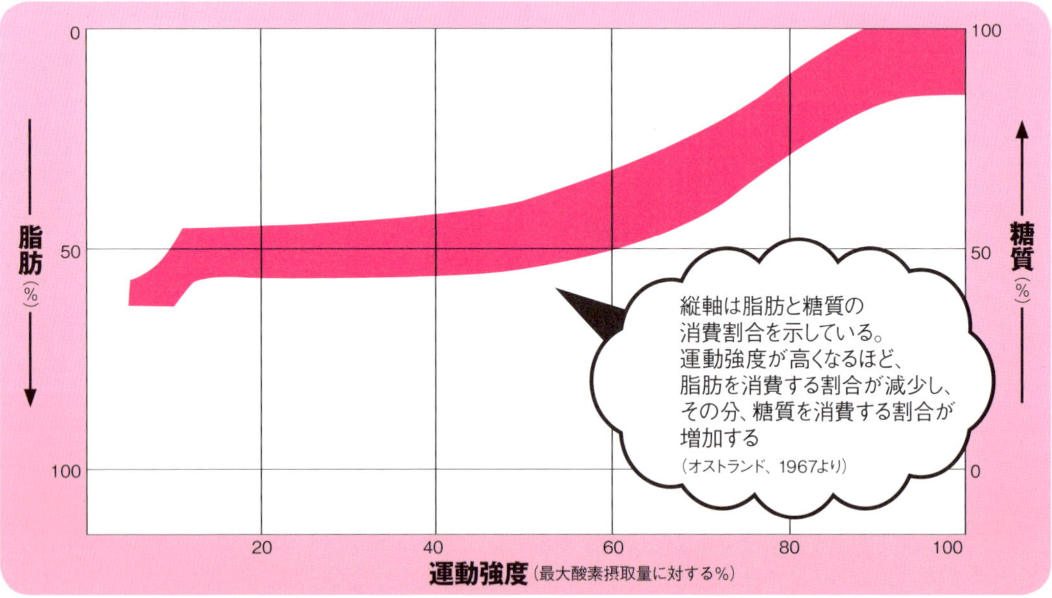

的な女性の最大METs※1は10ぐらいなので、普通歩行の運動強度は約30％になります。仮にこの女性の体重が50kgとすると、1時間で、

3 METs×1 kcal/kg/時×50kg=150kcal/時

注）1 METsは1 kcal/kg/時

のエネルギーを消費することになります。グラフから30％強度で運動すると、この消費エネルギー源の約40％は脂肪ですから、60kcal/時分の脂肪が消費されることになります。

今度は、同じ女性がスロージョギングを行うとします。スロージョギングのMETsは6です（**表7-1**参照）。1時間のジョギングをした時の消費エネルギーは、

6 METs×1 kcal/kg/時×50kg=300kcal/時

となります。6 METsの運動は60％強度にあたるので、**図8-1**を見るとこの消費エネルギー源の約30％が脂肪ですから90kcal/時となり、ウォーキングより1.5倍も多くの脂肪を消費できることになります。つまり、脂肪の消費量が多いのは、「低強度」ではなく、「中等強度」の運動なのです。

細切れでも減量効果は同じ

今度は、「減量には低強度の運動を長時間続ける方がよい」の「長時間続ける方がよい」の真偽を確かめてみましょう。

確かに、多くの研究が、同じ強度の運動であっても、運動時間が長くなるほど、脂肪を消費する割合が増加することを報告しています。その一例を**図8-2**に示しました。

「減量のためには、運動を長時間続ける方がよい」といわれた時に、皆さんがどのくらいの時間の運動をイメージしますか？普段20分行っている運動を30分に延ばすとか、普段30分行っている運動を60分に延ばすというのが一般的な感覚ではないでしょうか。そこで、改めて**図8-2**を見てください。

運動時間を30分から60分に延長したとして、脂肪を消費する割合はどのくらい増加していますか？微々たる差です。運動時間を30分から60分に延長するための努力に等しい効果が得られるとは思えません。

実際の減量実験でも、持続的に行っても、細切れで行っても、同様の減量効果が得られることが

※1 酸素を消費しながらエネルギーを消費する能力の限界値のことであり、これを最大酸素摂取量ともよぶ。

図8-2 運動時間が長くなるほど脂肪の消費割合は増加する

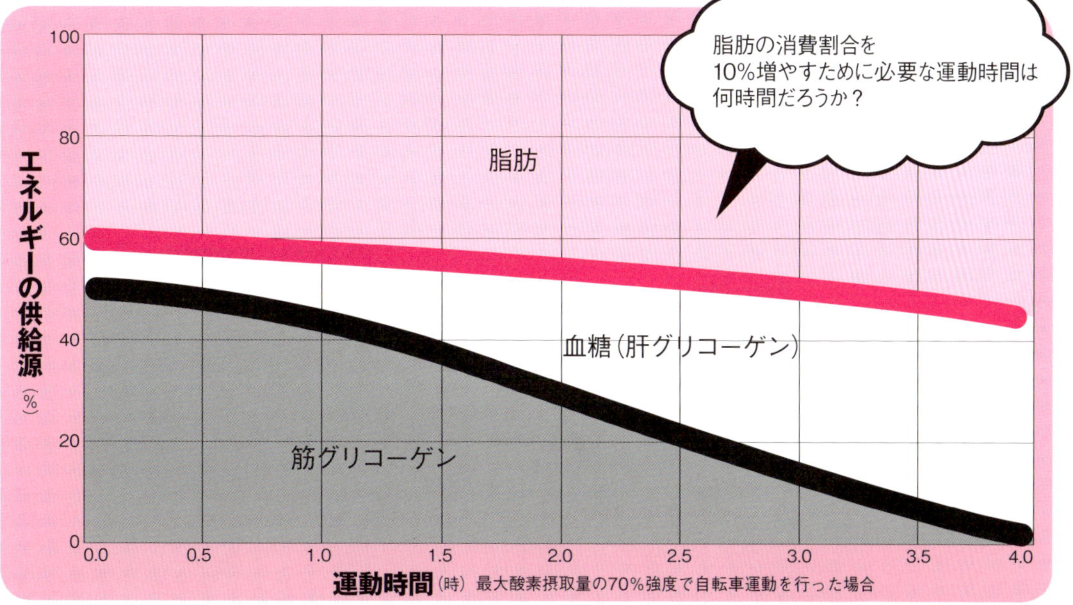

（Coyle, E.F and S.J Montain, 1992）

報告されています。Tjonnaらは、メタボリックシンドローム（WHOの診断基準）を有する52.3±3.7歳の22名を３群に分けて、減量効果を比較しました。その３群とは、研究前と同じ身体活動習慣を維持する［対照群］、70％以下の強度で１回47分間の持続的な運動を週３回行う［持続的運動群］、10分間のウォーミングアップの後、90％強度で４分間の運動を休憩を挟み４回、５分間のクールダウンを週に３回行う［細切れ運動群］です。［持続的運動群］と［細切れ運動群］の運動量は同じになるように設定され、研究期間は16週間でした。

結果は、［持続的運動群］と［細切れ運動群］の両方で同様の減量（BMIの減少）効果が得られました（**図８-３**）。［持続的運動群］の減量効果の方が大きいように見えるかもしれませんが、これは個人差などによる影響で、統計学的には［持続的運動群］と［細切れ運動群］の減量効果に差はありません。

運動を20分以上続けないと脂肪は燃えないのか？

「運動は20分以上続けないと脂肪は燃えない」ということもよく見聞きします。これも完全に間違った考え方です。

もう一度、**図８-１**を見てください。横軸は運動強度です。その横軸の左端は途切れていて、０は表示されていません。この理由は、０とは酸素を全く消費していないことを意味するので、生きている限りは０ということはあり得ないからです。そして、０に相当する位置から少し右にずれたところから、脂肪と糖質が消費される割合を示す帯が始まります。その帯の左端は折れ曲がっていますね。その折れ曲がっている部分は運動をしていない、すなわち安静状態を示しています。

もし、「運動は20分以上続けないと脂肪は燃えない」が正しいのであれば、この運動をしていない部分では脂肪は全く消費されないはずです。しかし、実際は、この部分で最も多くの脂肪が消費されていることがわかります。つまり、運動していなくても脂肪は燃えているのです。絶食していない限り、安静状態では、脂肪と糖質がほぼ半々の割合で消費されます。

ただし、「運動しなくても脂肪は燃えている」とはいえても、「運動しなくても減量できる」とはいえません。減量できるか否かは、脂肪を消費するかいなかではなく、エネルギーの過不足で決まるからです。これを物理学では「エネルギー保存の法則」といいます。

図８-１の脂肪の消費割合と糖質の消費割合を分ける線は、一本の細い線ではなく、幅のある帯で示

図８-３ 持続的運動でも細切れ運動でも同様の減量効果が得られる

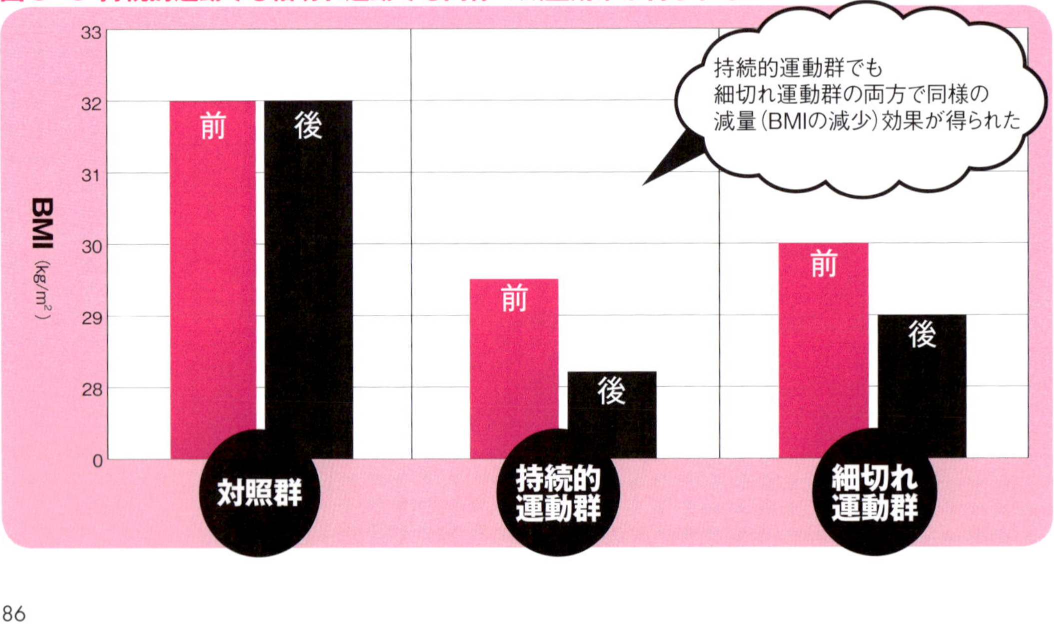

されています。この帯の幅は個人差が大きいことを意味します。運動習慣がある人の方がより多くの脂肪を消費することができます。また、食事内容などによっても脂肪と糖質の消費割合は変化します。

食べ過ぎないためにも中等強度以上が望ましい

「運動するとよけいお腹が減るので、逆に食べ過ぎて太ってしまう」と心配する人がいます。そこで実験で確かめてみました。

私が教えているのは看護師の卵ですが、この研究は看護師の資格をすでに持つ先生方と、そのご主人たちにも協力していただいて行ったものです。

前もって全員の体力測定を行い、その結果に基づき、一人ひとりにとって「低強度」、「中等強度」、「高強度」に相当する運動を行ってもらった後の空腹感の変化を確かめました。運動強度によって時間あたりの消費エネルギーが異なるので、同じ消費エネルギーになるように「低強度」の運動時間が最も長く、「高強度」の運動時間が最も短くなるように設定しました。

この結果わかったことは、低強度の運動を長時間行うと運動後徐々に空腹感が強まることです（**図8-4**）。そして、反対に、高強度の運動では一時的に空腹感が弱まることです。つまり、「運動するとよけいお腹が減るので、食べ過ぎて太ってしまう」恐れがあるのは、低強度運動だということになります。

なぜ、強度が高いほど、空腹感は弱まるのでしょうか？

運動で活躍するのは骨格筋です。運動中には運動で活動している骨格筋で多くの酸素やエネルギー源が消費されます。このため、運動強度が高いとより多くの血液が骨格筋に送られるようになり、その分、胃腸への血流が減少します。胃腸への血流が減少すると、胃腸は酸素不足となり、活動が低下し、消化吸収が遅くなったり、空腹感が薄れたりします。皆さんの中にも、激しい運動を行った結果、お腹が痛くなった経験を有する方がおられることと思います。この腹痛の原因の1つは胃腸の血流不足（虚血）です。

この研究結果からも、減量に効果的な運動は低強度ではないことがわかります。ただし、高強度の運動でも、運動後時間が経つと胃腸の血流が回復し、空腹感は高まってくるので、食べ過ぎないようにするためには、運動後できるだけ速やかに食事をした方が良いことになります。

減量には高強度の方がさらに効果的

運動中の脂肪の消費量から考えると、低強度よりも中等強度の方が減量効果に優れていることになりますが、さらに運動強度が高くなるとどうでしょう

図8-4 運動終了後の空腹感の変化

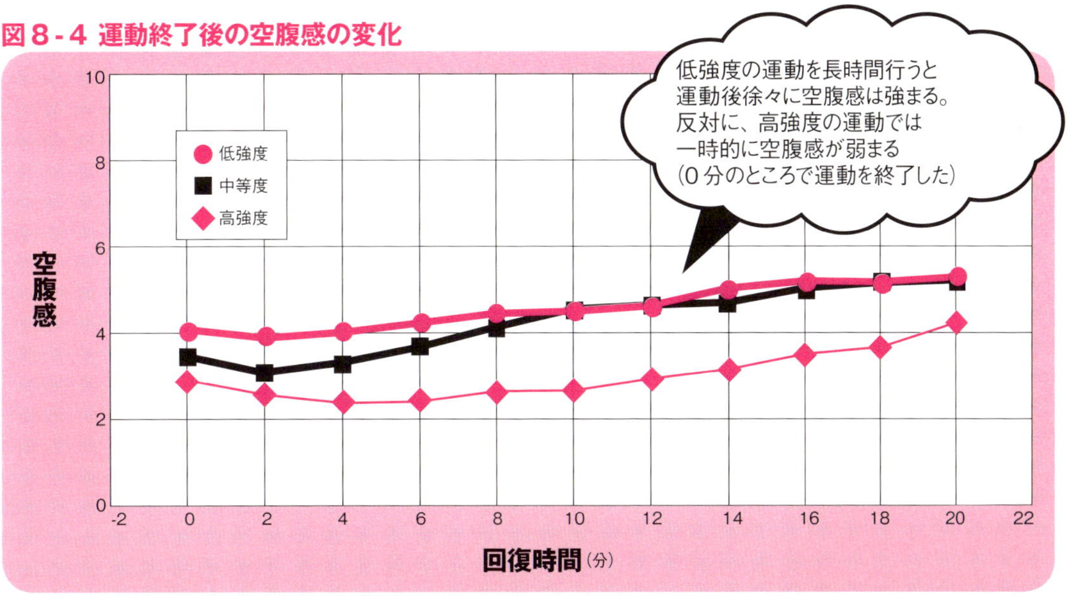

か？ 高強度になると、脂肪の消費割合は極端に低下するため、脂肪の消費量は逆に少なくなってしまいます（**図8-5**）。高強度運動に減量効果は期待できないのでしょうか？

実際には、中等強度よりも高強度の有酸素運動の方が、より減量効果が大きかったことを報告している研究がたくさんあります。その1つを紹介しましょう。

Andersenらは、21～60歳の40人を2組に分けて、減量効果を比較しました。［低強度群］は、日常生活の中でできるだけ身体を動かすように指示されました。つまり「生活活動」を増加させたわけです。［高強度群］は、7から11METs強度の1回45分間の有酸素運動のプログラムに週に3回参加しました。週あたりの運動量は450～500kcalでしたが、この程度の運動量だけで減量効果は期待できないので、2群とも同時に食事制限を行いました。

16週間後、両群の体重の減少量に大きな差は見られませんでしたが、［高強度群］の方が体脂肪の減少量は多かったのです（**図8-6**）。

この結果は、運動強度が高いほど、食事制限に伴う除脂肪組織（骨格筋や内臓）の減少が抑制され、その分代謝の減少が少なかったために、より良い減量効果が得られたことを示唆しています。

高強度の方が消費エネルギーは多い

高強度の運動の方が減量効果に優れていると知って驚かれた人も多いと思います。低強度よりも中等強度の方が効果的な理由は、同じ時間運動した際には低強度よりも中等強度の方が、より多くの脂肪を消費することができるからです。一方、高強度になると、中等強度ほどは脂肪を消費できなくなるので、減量効果は中等強度よりも劣る可能性があります。しかし、実際には、高強度の方が効果的です。

その最大の理由は、同じ時間運動した場合、強度が高いほど消費エネルギーが多いからです。また、高強度の方が骨格筋量の維持、ないしは増加効果が大きいからです。

運動中の脂肪消費量は減量効果とあまり関係がない

運動中の脂肪の消費量だけに注目すると、高強度よりも中等強度の方が減量効果に優れていると思ってしまいます。しかし、実は、運動中の脂肪の消費量はあまり減量効果と関係がありません。

1時間のウォーキングでは60kcal分の、1時間のスロージョギングでは90kcal分の脂肪を消費するのでしたね。これを脂肪の量に換算すると、体脂肪1gは7kcalなので、それぞれ

60kcal÷7kcal=8.6g
90kcal÷7kcal=12.9g

となります。いずれにしても体重計で確かめることができないほどわずかです。なんだか悲しくなってしまいそうな数字ですね。でも、悲しむ必要などないのです。実は、運動による減量効果は、運動中よりも運動していない時により多く得られます。

先ほど、運動していない安静状態で最も多くの脂肪が消費されることを紹介しましたが、もう少し詳しく考えてみましょう。

安静状態での消費エネルギーは1kcal/kg/時でした。運動中の脂肪の消費量を計算した際には体重を50kgに設定したので、ここでも、体重が50kgあるとすると、23時間の消費エネルギーは、

1kcal/kg/時×50kg×23時間=1,150kcal

となります。なぜ24時間でなく23時間で計算したかというと、残りの1時間は運動をするからです。

安静状態での脂肪と糖質の消費割合は半々ですから、

1,150kcal÷2=575kcal

であり、これを体脂肪量に換算すると、

575kcal÷7kcal=82g

図8-5 運動強度の違いによる脂肪消費量の変化

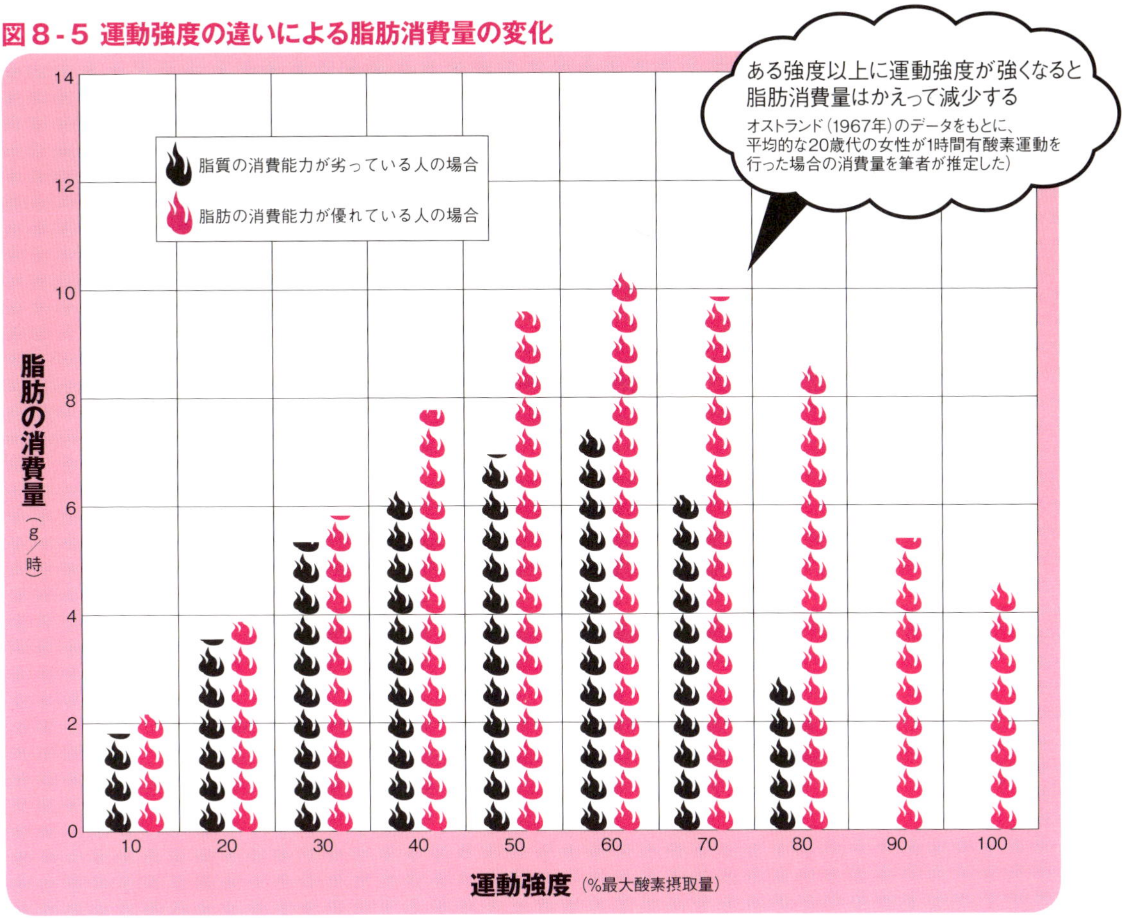

図8-6 エアロビクス（有酸素運動）と生活活動による減量効果の比較

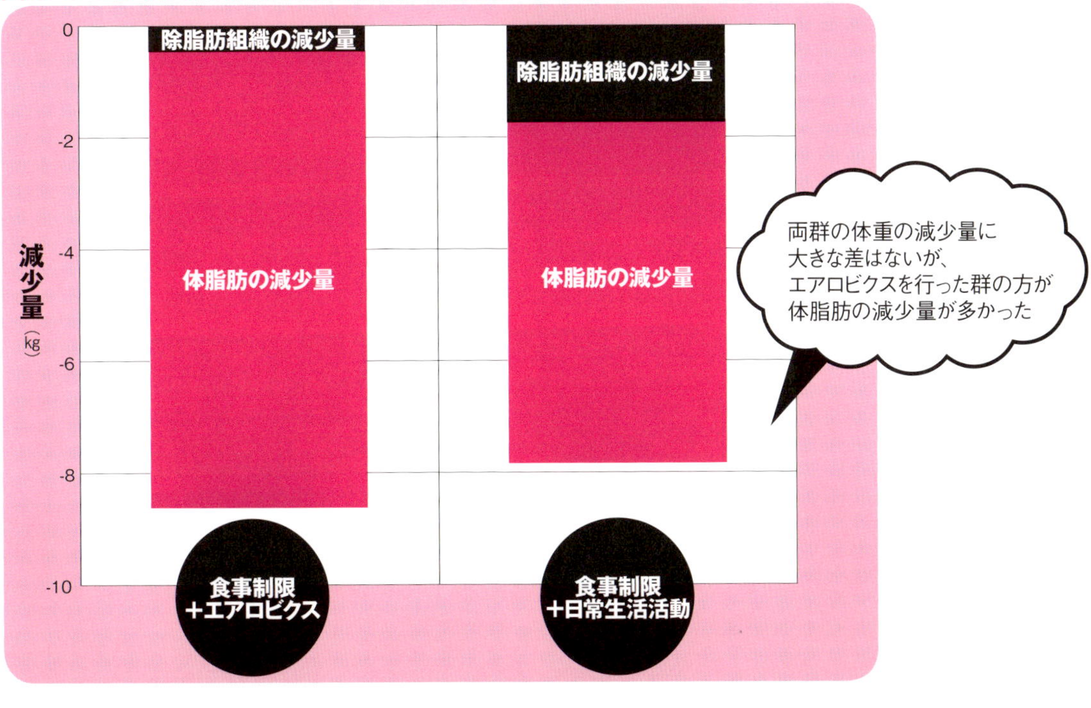

となり、運動中の消費量よりも圧倒的に多いことになります。そして、運動習慣がある人の方が、安静にしている時の脂肪の消費割合は高いのです。

運動後に食事をすると体脂肪は増えにくい

安静状態と比較すると、運動中は運動強度が高くなるほど脂肪の消費割合は少なくなり、反対により多くの糖質が消費されます。

体内に蓄えられている脂肪は減らしたくなるほど（減量したくなるほど）多量にあります。しかし、糖質の貯蔵量は非常に少なく、マラソンやサッカーなどのスポーツでは90分前後で骨格筋内の糖質の蓄え（筋グリコーゲン）はなくなってしまいます。筋グリコーゲンがなくなったままにしておくと、翌日動けなくなってしまうので、ヒトは運動後に食事をすると、食べた糖質を優先的に骨格筋内に蓄えます。

ところが、運動しない人が食事をすると、骨格筋内の糖質は減っていないので、糖質を骨格筋内に蓄えることができないので、余った糖質を脂肪に替えて脂肪細胞内に蓄えます。

運動をした人では、運動中に消費した糖質が多いほど食べた糖質を骨格筋内に蓄えることができ、その分、体脂肪は増えません。運動していない時には糖質を節約したいので、より多くの脂肪を消費します。

つまり、運動中により多くの糖質を消費することも、結果的に体脂肪の減少につながるというわけです。また、この食事中に含まれる糖質をより多く骨格筋中に蓄えることが食後の高血糖を防止し、糖尿病などの生活習慣病の予防や改善に役立ちます。

運動強度が高いほど、EPOCが多い

EPOC（Excess Postexercise Oxygen Consumption：エポック）について説明しておきましょう。EPOCは日本語では「運動後過剰酸素消費量」とよばれる現象のことなのですが、運動を終了した後も、しばらくは、酸素の消費量が多い状態が続くことを意味します。

運動中は体温が上がり、冬でも高強度の運動を行うと汗をかきます。あたり前ですね。ところが、運動を終えた後も、しばらく身体が火照った状態が続きます。これがEPOCです。この原因については、さまざまな仮説はあるものの、厳密なメカニズムはまだ解明されていませんが、要するに、運動中に変化した身体の状態を元に戻すのにしばらく時間がかかるということです。

運動後もしばらく身体の火照った状態が続く、そして、より多くの酸素を消費し続けるということは、運動後もしばらくエネルギー消費が増加したままになることを意味します。

多くの研究が、運動強度が高いほど、EPOCがより多く、より長く続くことを報告しています。運動強度が高いほど、運動終了後にもより多くのエネルギーを消費し続けるのです。これも、運動強度が高いほど、減量効果が優れている理由の1つです。

健康状態や体力に応じて運動強度は決める

本書の目的は、健康に寄与するための減量方法や増量方法を考えることです。このため、いくら強度が高い方が減量効果は優れているといっても、安全性を損なうほど運動強度を高めてはいけません。

巻末に、厚生労働省が『健康づくりのための身体活動基準2013』の中で示している、「身体活動のリスクに関するスクリーニングシート」を示しました。普通歩行以上の強度の運動を行う場合は、必ずこのシートで自分の健康状態を確認してください。

また、健康状態に問題がない場合でも、体力が低下している人が高強度の運動を行おうとすると、すぐに疲れてしまって、運動時間が短くなってしまい、結果的に減量に必要な運動量を確保できなくなることもあります。また、つらくて、運動したくなくなる（挫折する）可能性も高くなります。そこで、まずは、運動強度よりも運動時間を増加させることを優先し、少なくとも問題なく20分以上運動を続けることができるようになってから、徐々に運動強度を増加させるようにしてください。

もっと詳しく

中等強度より高強度の運動の方が減量効果が大きい

2つの研究より

食事制限なしで、運動だけで減量に挑戦した研究を紹介しましょう。

Slentzらは、40～65歳の175名の肥満（BMI25～35）男女を4群にわけ、内臓脂肪の変化を比較しました。内臓脂肪量はCTで実測しました。

4つの群とは、

［少量・中等強度群］40～55%強度で、19.2km/週（3.5±0.6回/週）のウォーキング、約1,200kcal/週

［少量・高強度群］65～80%強度で、19.2km/週（3.1±0.5回/週）のジョギング、約1,200kcal/週

［多量・高強度群］65～80%強度で、32.0km/週（3.6±0.8回/週）ジョギング、約2,000kcal/週

そして、運動しない［対照群］でした。研究期間は6ヶ月でした。

この結果、［多量・高強度群］でのみ内臓脂肪が減少しました（**図8-7**）。

この研究の結果は、直接的には、運動強度の差というよりも運動量の差をあらわしています。と同時に、週に同じ回数（3回）運動を行うとしても、運動強度が高い方がより多くのエネルギーを消費

図8-7 運動量の違いによる内臓脂肪の減少量の差

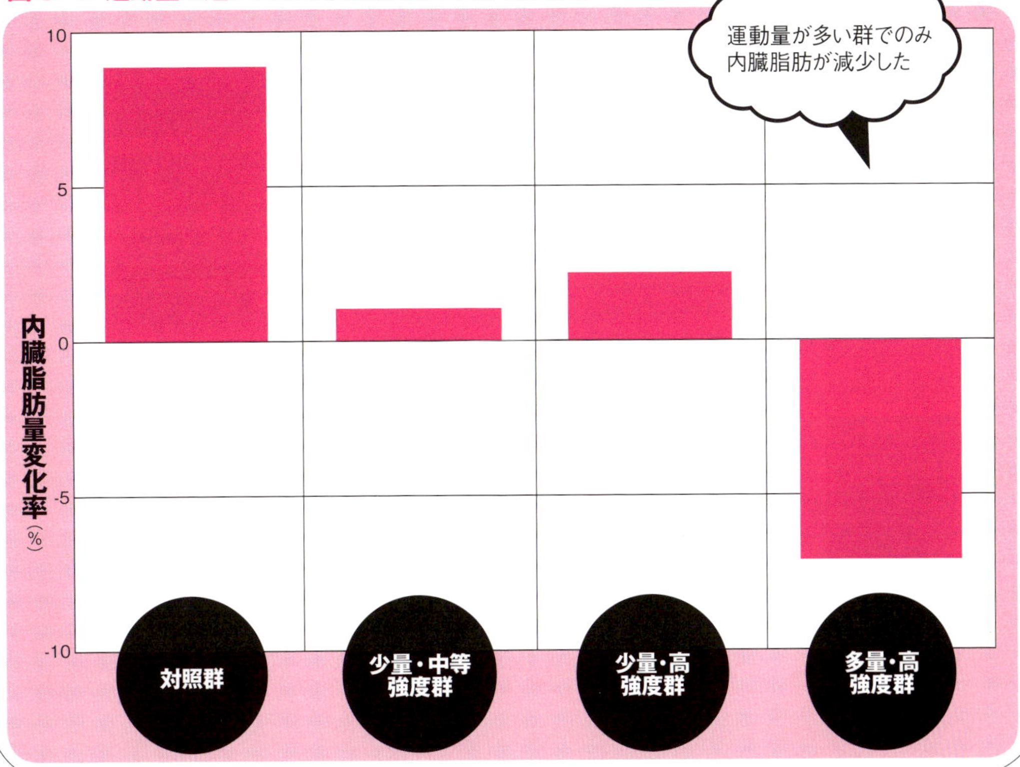

することができるので、より多くの減量効果が得られることを示唆しています。

そこで、今度は、運動量は同じになるように、運動時間に差をもうけて運動強度の違いが減量効果に及ぼす影響を確かめた研究を紹介します。

Irvingらは、51±9歳の女性27名を３群に分けて、運動強度の違いによる減量効果の差を確認しました。脂肪分布はCTで実測しました。

比較した３群とは、

［対照群］研究前と同じ身体活動習慣を維持

［中等強度群］中等強度で300～350kcal/回の運動を週５回

図８-８ 運動強度の違いによる体重の減少量の差

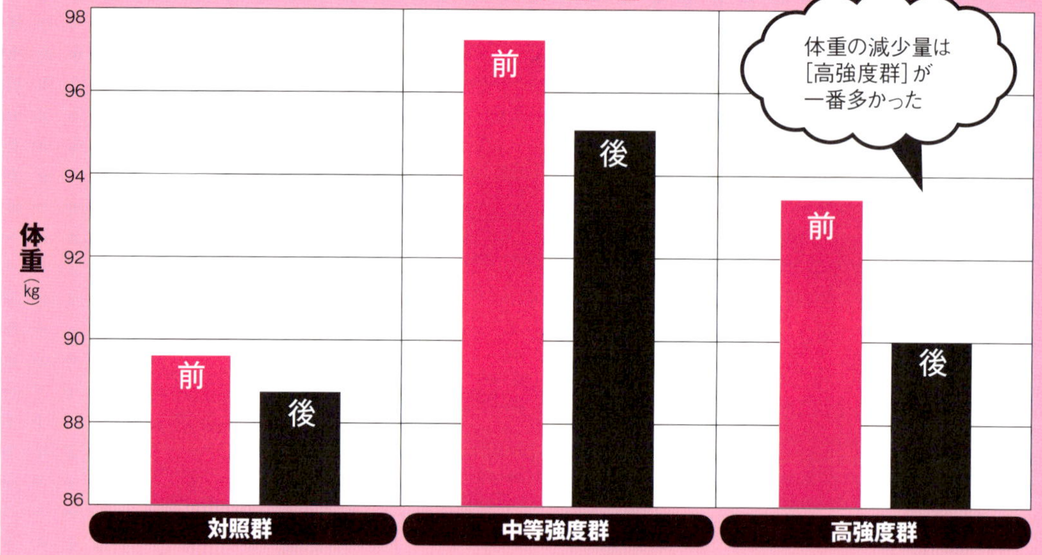

図８-９ 運動強度の違いによる体脂肪の減少量の差

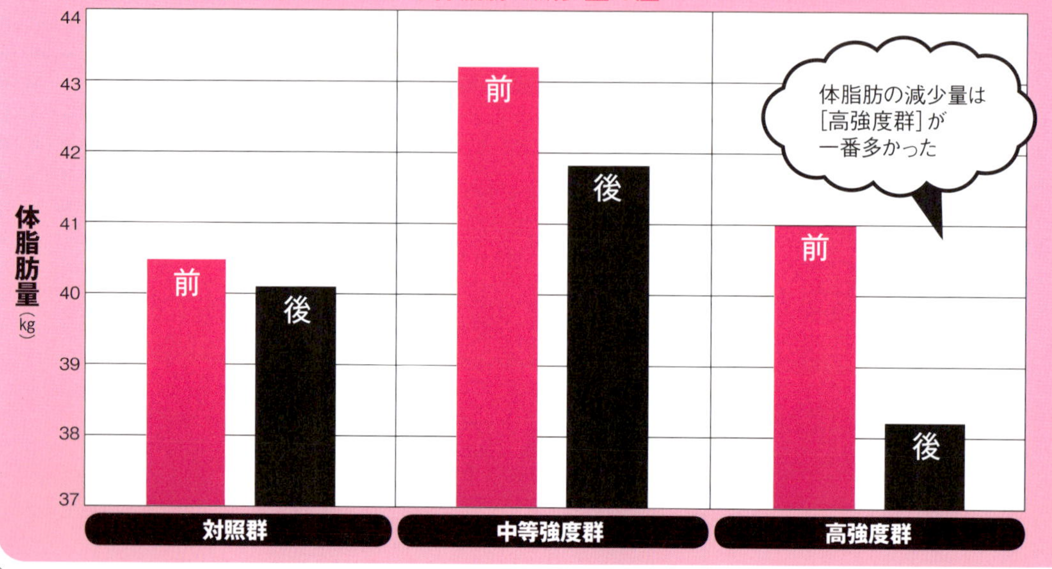

［高強度群］高強度で週３回、低強度で週２回でした。研究期間は16週間でした。

　この結果、体重の減少量（**図８-８**）、体脂肪の減少量（**図８-９**）、太ももの脂肪の減少量（**図８-10**）、内臓脂肪の減少量（**図８-11**）のいずれも、［高強度群］の方が優れていました。

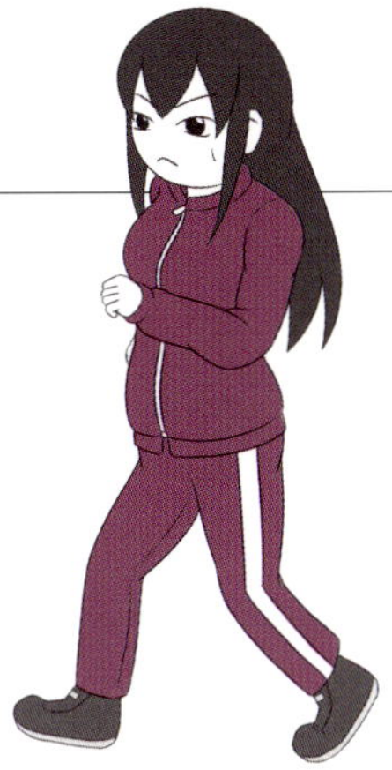

図８-10 運動強度の違いによる大腿部皮下脂肪面積減少量の差

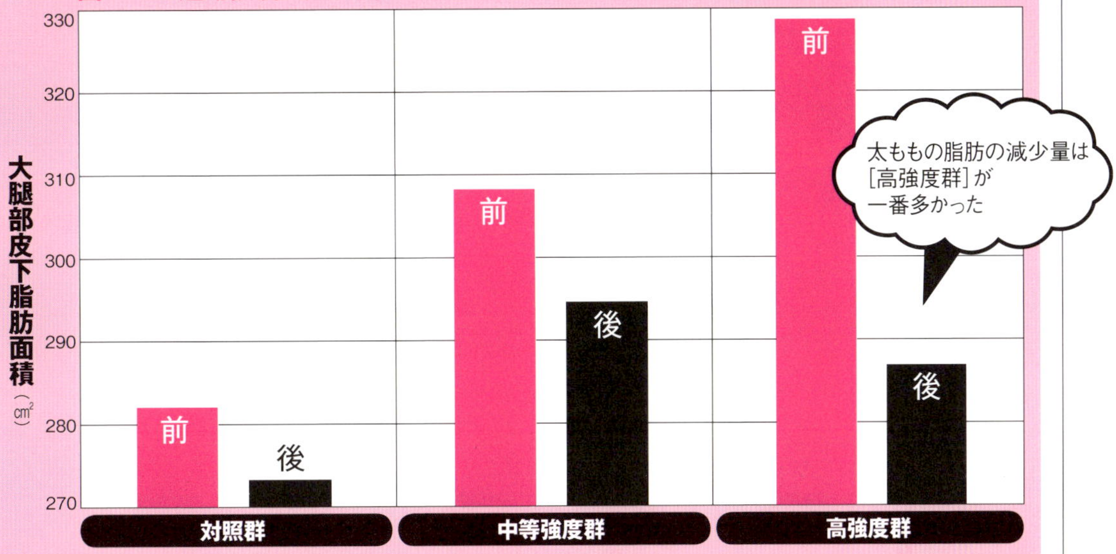

図８-11 運動強度の違いによる腹部脂肪面積減少量の差

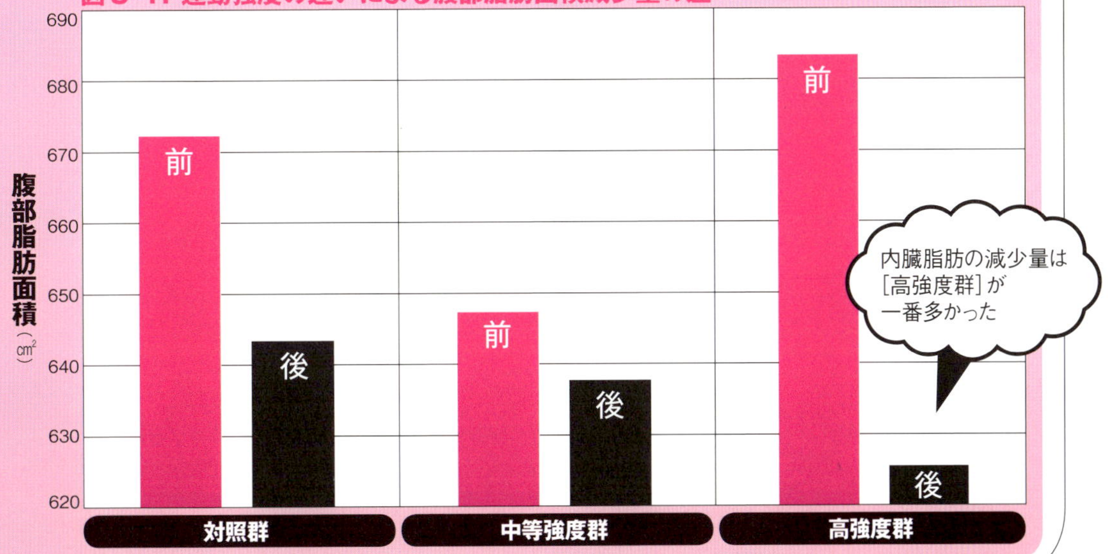

第8章 参考文献

Tjonna AE et al.: Aerobic interval training vs. continuous moderate exercise as a treatment for the metabolic syndrome - "A Pilot Study". Circulation. 2008; 118: 346-354.

Andersen RE et al.: Effects of Lifestyle Activity vs Structured Aerobic Exercise in Obese Women A Randomized Trial. JAMA. 1999; 281: 335-340.

Irving BA et al.: Effect of exercise training intensity on abdominal visceral fat and body composition. Med Sci Sports Exerc. 2008; 40: 1863-1872.

9

[参考までに]

「部分だけ痩身」はできない

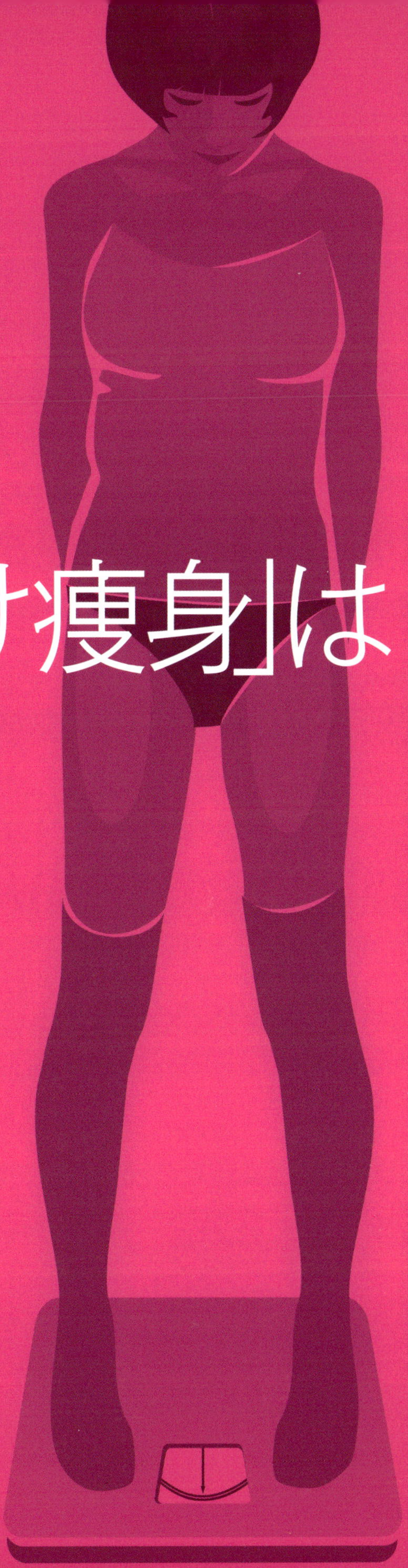

本書は「健康のための体重調節」を解説することを目的としており、美容目的の減量方法を解説するものではありません。しかし、ちまたにはさまざまな間違った痩身方法が蔓延しており、それらをそのままにしておいたのでは、健康のための減量方法にも悪影響を及ぼす恐れがあります。そこで、ここでは「部分痩身」について確認してみたいと思います。

部分痩身という言葉は専門用語ではないので、その意味を定義することは難しいのですが、「特定の部位の脂肪を減少させる」ことでしょう。

時には、単に「特定の部分を細くする」ことを意味することもあるかもしれません。そして、他の部位の脂肪はそのままにしたいとか、他の部位の太さはそのままにしたいと思うことが多いようです。例えば、「下腹部の脂肪を減らしたい。だけど、元々小さいので、さらに胸を小さくすることは避けたい」というような相談を私はたびたび受けます。本書では、「他の部位の脂肪はそのままに、特定の部位の脂肪だけを減らす」という意味で「部分だけ痩身」とよんでいきます。

エステティックサロンの中には、このようなことが可能であるかのような宣伝を行っているところがありますし、スポーツクラブの中にも入会勧誘のためのチラシの中で、「このエクササイズを行うと脇腹が引き締まる」などと写真入りでエクササイズの方法を紹介しているものもあったりします。

しかし、内臓脂肪を除いて、部分だけ痩身はできません。本書ですでに説明した通り、内臓脂肪は、脂肪細胞数が少なく、個々の脂肪細胞が縮めばよいので、減量しやすいのですが、皮下脂肪は、脂肪細胞の数が増えているため、減量は難しいのです。

運動の場合は、特定の部位の運動を行うとその部位の骨格筋は発達して太くなることはあっても、細くなるなどということはあり得ません。また、運動

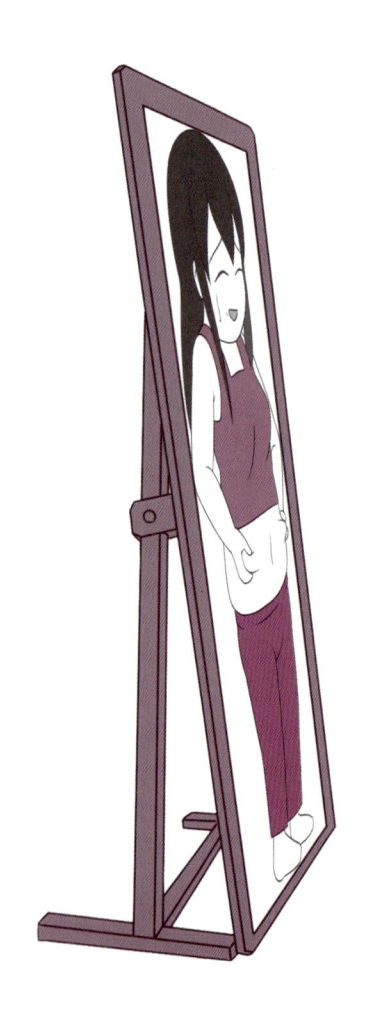

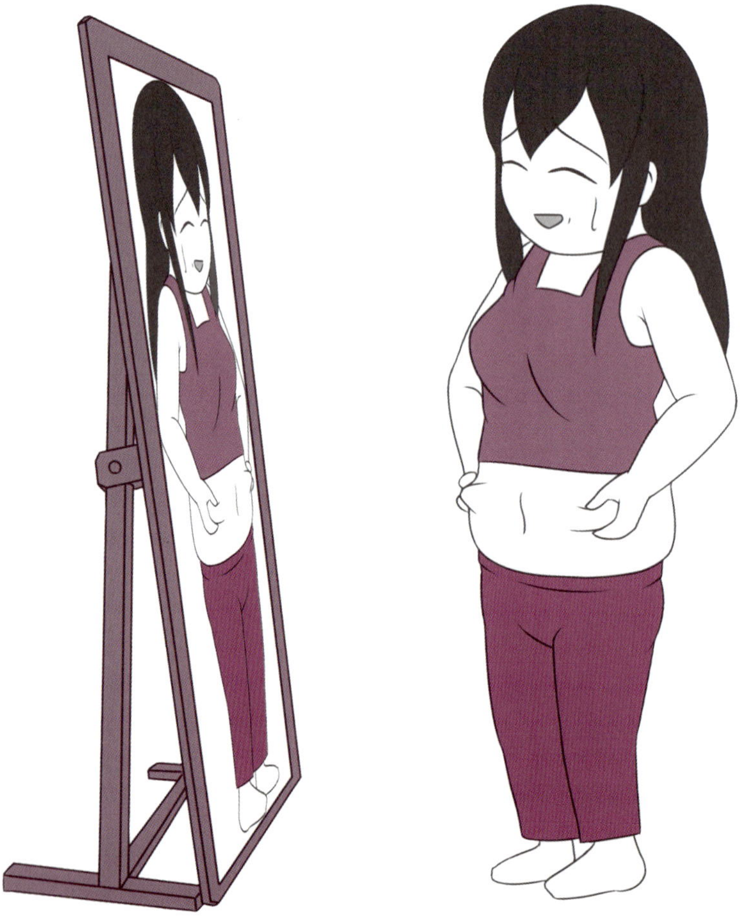

で使用した部位から優先的に脂肪が減少することを証明した研究もありません。

腹筋運動を5,000回行ってもお腹の脂肪は減らない

部分だけ痩身はできなかったことを報告している研究をいくつか紹介しましょう。まずは、米国で行われた研究です。

マサチューセッツ大学のKatchらは、19人の学生に、27日間毎日、合計5,004回の腹筋運動を行わせました。１日あたりにすると約185回の腹筋運動ですから、かなり大変な実験です。そして運動した部分としなかった部分の脂肪を比較しましたが、はじめと終わりとで変化は見られませんでした。

つまり、腹筋運動だけでは腹部の脂肪は減少しなかったのです。

もっとも、自体重を使った筋力トレーニングのMETsは**表７-１**から3.5ですから、１日あたり185回の腹筋運動に要する時間を５分と見積もると、体重は70kgとしても、その運動量は

（５分×27日）÷60分×3.5kcal/kg/時×70kg
=551kcal

にすぎません。体脂肪１kgは7,000kcalあることから、「部分だけ痩身」をうんぬんする以前に運動量が全く足りなかった可能性があります。

片脚自転車こぎで脚の皮下脂肪の厚さは変わらなかった

片脚で自転車をこぐという実験方法はさまざま目的で使用されます。自転車をこぐために使った方の脚と、使わなかった方の脚を比較することで、同じ

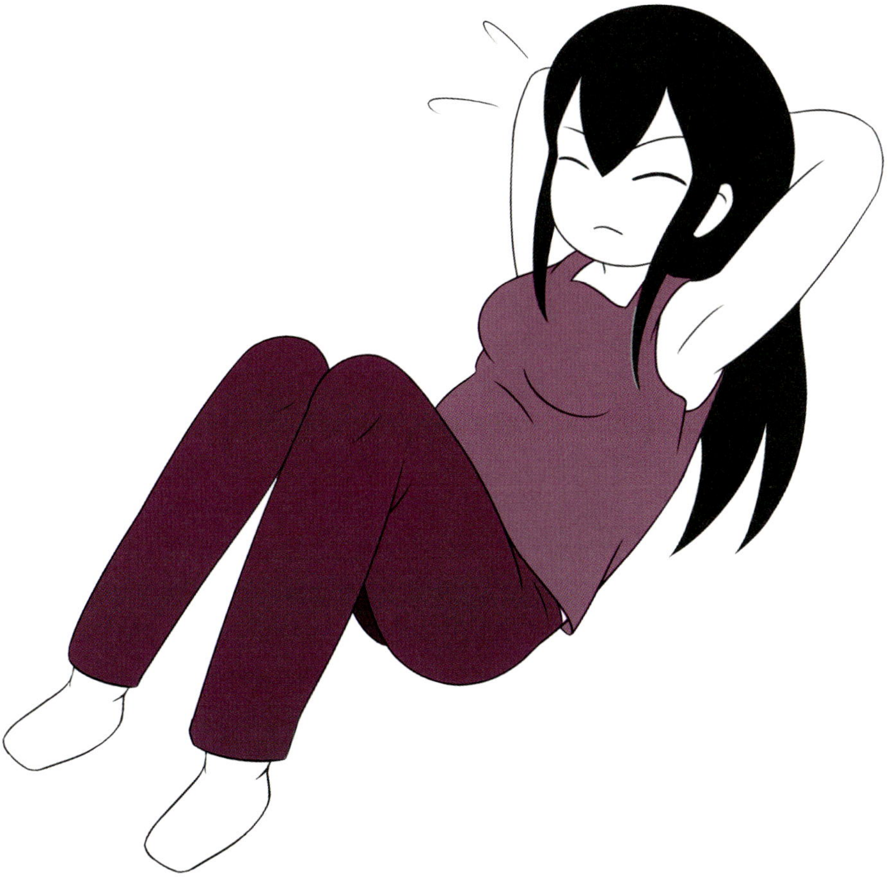

１人の人の中で比較でき、遺伝などの影響などを排除できるという利点があります。この手法を用いて、県立広島大学のMiuraらは、８名の女性に40％強度で１回60分間、週に３回、12週間の片脚での自転車運動トレーニングを行わせました。

この結果、トレーニングを行った方の脚による自転車運動の持続可能時間は増加しました（トレーニング効果はあった）が、運動を行った脚と行わなかった脚の皮下脂肪の厚みは、両方とも変化しませんでした。

つまり、片脚で自転車運動を行っても、運動で使用した脚から優先的に脂肪が減少するというような現象は見られなかったのです。

しかし、この研究も先のKatchらの研究同様、減量効果を得るためとしては、運動量が十分でなかった可能性は残ります。

減量効果が十分であった研究でも部分だけ痩身はできなかった

そこで、今度は、十分な減量効果が得られた研究で、身体のどこから脂肪が減少したのかを確認しましょう。

Slentzらは、40～65歳の肥満男女182名を４群に分けて、８ヶ月間にわたる運動による減量実験を行いました。

［多量・高強度群］ 65％-80％強度で、週当たり

図9-1 運動量と運動強度の違いによる体重減少量の差

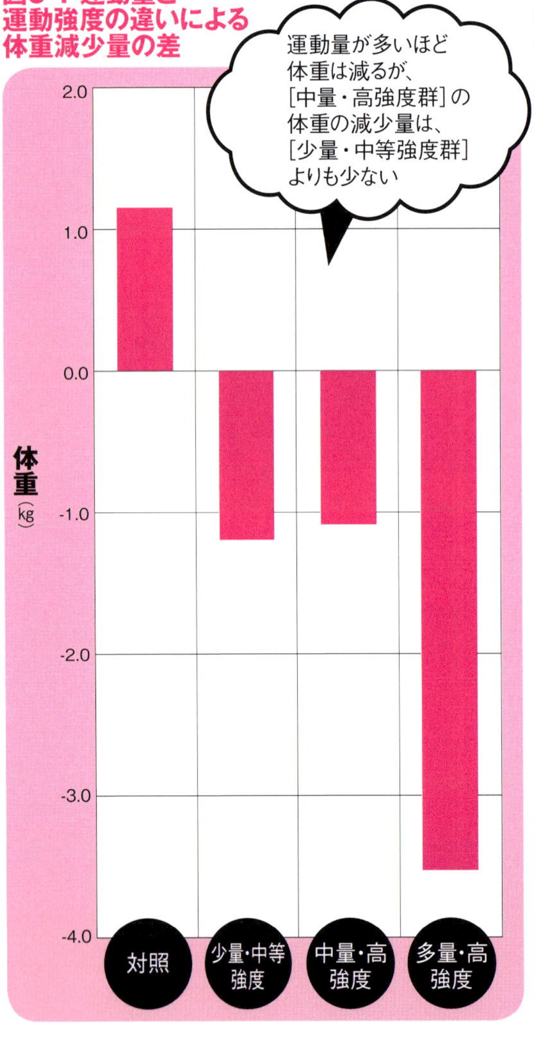

図9-2 運動量と運動強度の違いによる体脂肪減少量の差

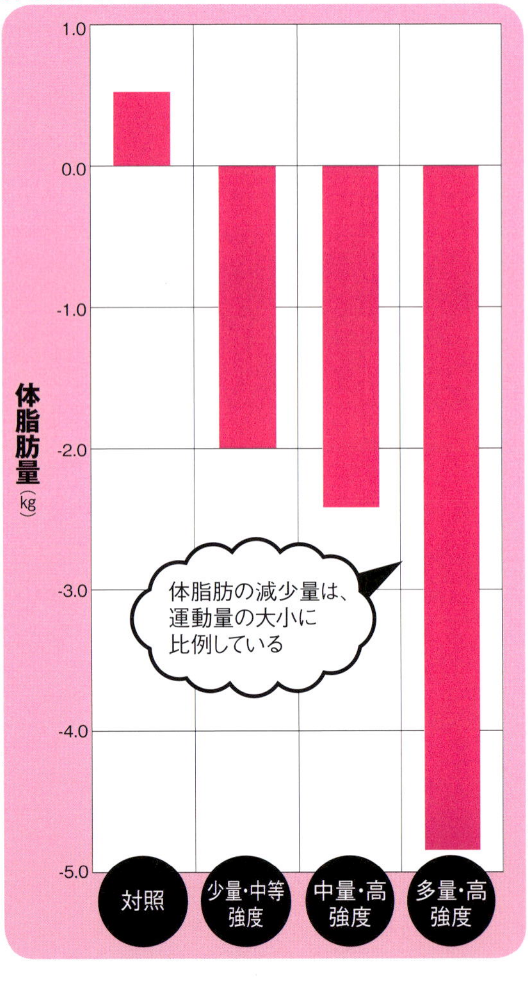

32kmのジョギング、運動量は3,013kcal/週
［中量・高強度群］ 65%-80%強度で、週当たり19.2kmのジョギング、運動量は1,859kcal/週
［少量・中等強度群］ 40%-55%の強度で、週当たり19.2kmのウォーキング、運動量は1,192kcal/週
［対照群］ 食事も運動も変化させず、体重は維持するように指示でした。

体重は、一応順当に、運動量が多いほどたくさん減りました（**図9-1**）が、［中量・高強度群］の体重の減少量は、［少量・中等強度群］よりも少なくなりました。この原因は次の体脂肪量の減少と除脂肪組織量の増加を見ればわかります。

体脂肪の減少量は、完全に運動量の大小に応じたものでした（**図9-2**）。

除脂肪組織の増加、つまり骨格筋量の増加は、運動強度と関係があることが確認できました（**図9-3**）。強度が高いほど骨格筋量は増加するということです。［多量・高強度群］と［中量・高強度群］では、運動強度が同じだったので、除脂肪組織の増加の程度も同様でした。

［中量・高強度群］の体重の減少量が［少量・中等強度群］よりも少なかった原因がここにあります。［中量・高強度群］では骨格筋量が増加したために、見かけ上の体重の減少量が少なくなってしまったのです。しかし、［少量・中等強度群］よりも［中量・高強度群］の方の体脂肪の減少量は多かったので、

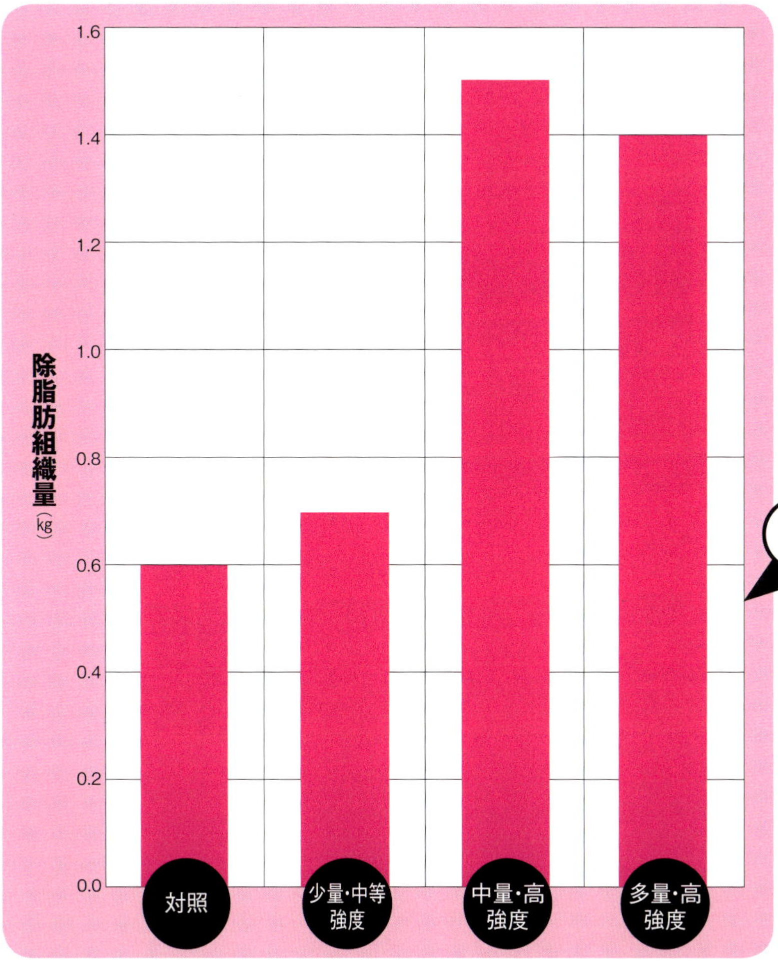

図9-3
運動量と運動強度の違いによる除脂肪組織増加量の差

健康上は［少量・中等強度群］よりも［中量・高強度群］の方が優れていたことになります。

さて、ここからが本番です。つまり、部分だけ痩身が可能かどうかです。

この研究で採用された運動の種類はウォーキングとジョギングです。一般的な感覚からすると、主に脚から脂肪が減少し、それ以外の部位からは脂肪はあまり減少しないはずです。しかし、実際には**図9-4**に示したように、全身的に平均して体脂肪が減少しました。

さらに周径囲（太さ）の変化を確認したところ、大腿部の太さの減少が、他の身体部位と比較して最も少なかったのです（**図9-5**）。この原因は、運動で使った部位の骨格筋が発達して太くなったからです。

このような研究報告はたくさんあります。つまり、部分だけ痩身はできません。インストラクターの中には、「この運動を行うとその部位が引き締まる」とか「シェイプアップできる」とかいう人もいますが、これも間違っていることになります。運動を行った部位は細くなることはなく、反対に太くなるのです（但し、全身的な体脂肪減少の結果として細くなることはありえます）。

なぜ、部分だけ痩身はできないのか

一般的な感覚では、部分だけ痩身は可能であるように感じます。しかし、実際はできません。なぜでしょうか？

図9-4 ウォーキングとジョギングに伴う皮下脂肪減少部位

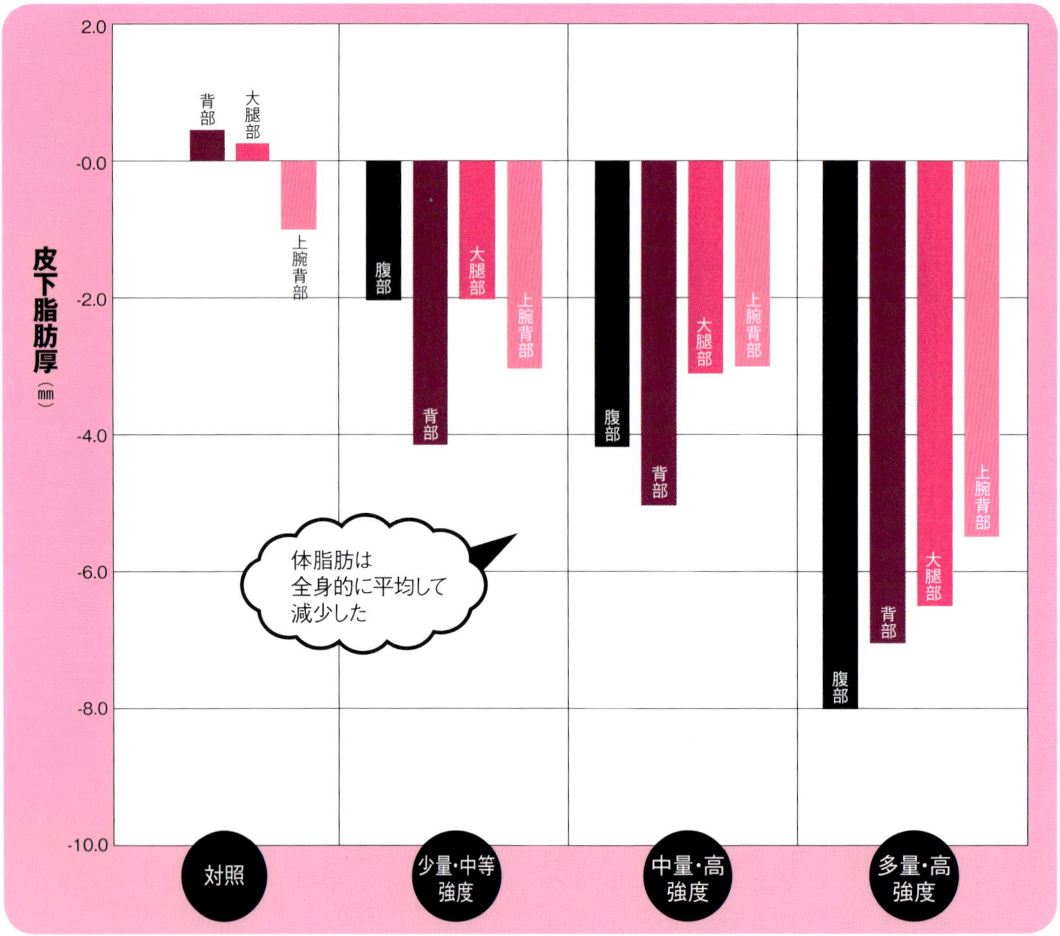

その理由の1つは、骨格筋と脂肪が別の組織だからです。

運動することにより脂肪細胞も能動的に収縮し、脂肪組織自身の消費エネルギーが増えれば、その中に蓄えられている脂肪をより多く消費する可能性があります。しかし、実際には、脂肪細胞はそのような能力を持っていません。

運動中により多くのエネルギーを消費するのは、その運動のために活動している骨格筋です。この骨格筋が消費する脂肪は、血液で送られてくる脂肪で、骨格筋の近くにある脂肪細胞の脂肪とは限りません。活動している骨格筋にとって、脂肪がどこにあったものなのかは、関係ないのです。

「運動で使われている部位の近くの脂肪組織が動作に伴って揉まれて、溶け、より多く消費される」と思う方もいるかもしれません。エステティックサロンの中にも同様の考え方で、「マッサージした部位の脂肪が溶け、少なくなる」という誤解をまねくような宣伝をしているところもあります。しかし、そのような効果は完全には否定されていないものの、実際は微々たるものです。

エステティックサロンでマッサージを受けると、その部位は一時的に細くなりますが、その主な原因は水分の移動であり、脂肪の減少ではありません。一時的に移動した水分は速やかに戻ってくるので、マッサージによる部分痩身の効果は持続しません。

もう1つ、部分だけ痩身ができない理由があります。

図9-5 ウォーキングとジョギングに伴う周径囲の変化

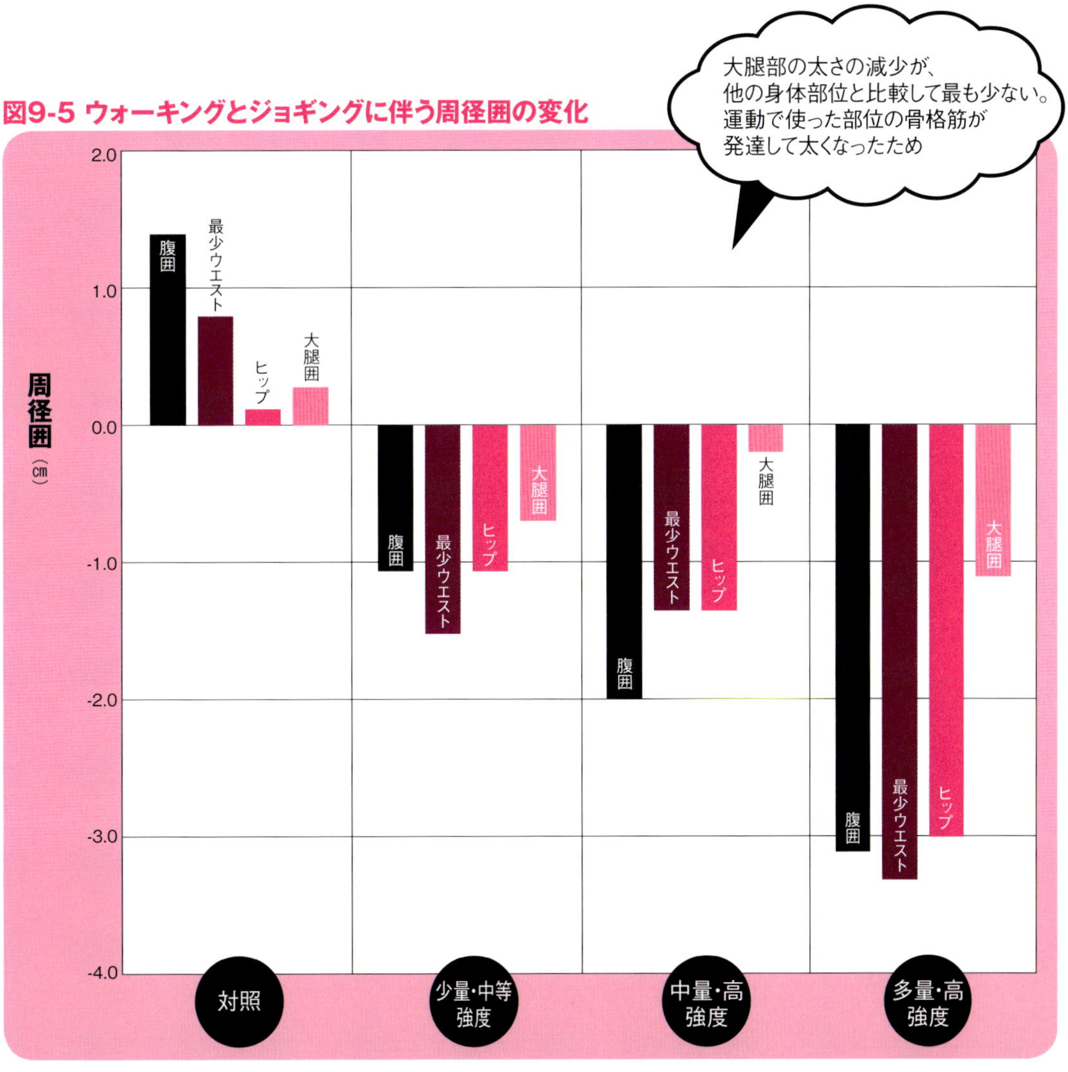

それは、運動の最中に消費される脂肪の大部分は骨格筋細胞の中にもともと蓄えられていたものであり、皮下脂肪や内臓脂肪が主要な脂肪の供給源ではないということです。運動（活動）している骨格筋にとっては、血液で脂肪が運ばれてくるのを待つよりも、その場（骨格筋細胞内）に蓄えられている脂肪を消費する方が手っ取り早いからです。

そして、主に運動していないとき（安静時）に、皮下脂肪や内臓脂肪が消費されます。

以上のように、科学的には部分だけ痩身は不可能なので、可能であるかのように宣伝しているエステティックサロンやスポーツクラブには近づかないのが賢明です。

消費者庁が禁止する虚偽誇大な広告

日本政府の組織として消費者庁（Consumer Affairs Agency）があります。できたのは2009年9月ですから、新しい組織です。消費者庁の役割は、消費者としての国民の安全・安心を守ることです。この活動の一環として、国民向けにさまざまな情報を発信していますが、その１つとして『虚偽誇大表示のガイドラインに関する運用について　Q&A』という文章があります。この中で、「虚偽誇大な広告」の具体例が上げられています。

①疾病の治療又は予防を目的とする表示
（表示例）「糖尿病、高血圧、動脈硬化の人に」、「末期ガンが治る」等

②身体の組織機能の増強、増進を主たる目的とする効果
（表示例）「疲労回復」、「免疫機能の向上」等

③特定の保健の用途に適する旨の効果
（表示例）「本品はおなかの調子を整えます」、「この製品は血圧が高めの方に適する」等）

④人に身体を美化し、魅力を増し、容ぼうを変え、又は皮膚若しくは毛髪をすこやかに保つことに資する表示
（表示例）「皮膚にうるおいを与えます」、「美しい理想の体形に」等

⑤新聞、雑誌等の記事、医師、学者等の談話、学説、経験談などを引用又は掲載することにより表示するもの
（表示例）○○○○（××県在住）「△△を３ヶ月間毎朝続けて食べたら、９kgやせました。」等

⑥医療・薬事・栄養等、国民の健康の増進に関連する事務を所掌する行政機関（外国政府機関を含む。）や研究機関等により、効果等に関して認められている旨を表示するもの
（表示例）「××国政府認可○○食品」、「○○研究所推薦○○食品」等

このいずれかに該当する、ないしは相当すると思える広告をしているサービスは利用しない方が無難です。

米国連邦取引委員会も否定している

日本の消費者庁は、前項の④の表現で体形を変えることはできないと表明しています。米国連邦取引委員会（Federal Trade Commission）も、減量に関する誤った考え方に基づいた商品についての警告をわかりやすくリスト表示しています。

翻訳してみましたので参考にしてください。

Will I Really Lose Weight?

Wouldn't it be nice if you could lose weight simply by taking a pill, wearing a patch, or rubbing in a cream? Unfortunately, claims that you can lose weight without changing your habits just aren't true.

Doctors, dieticians, and other experts agree that the best way to lose weight is to eat fewer calories and be more active. That's true even for people taking FDA-approved pills to help them lose weight. For most people, a reasonable goal is to lose about a pound a week, which means:

- cutting about 500 calories a day from your diet
- eating a variety of nutritious foods
- exercising regularly

For more on healthy eating, visit Nutrition.gov, ChooseMyPlate.gov, or the Weight-control Information Network.

The Truth Behind Weight Loss Ads

Claims to watch out for include:

Lose weight without diet or exercise!

Getting to a healthy weight takes work. Take a pass on any product that promises miraculous results without the effort. The only thing you'll lose is money.

Lose weight no matter how much you eat of your favorite foods!

Beware of any product that claims that you can eat all the high-calorie food you want and still lose weight. Losing weight requires sensible food choices. Filling up on healthy vegetables and fruits can make it easier to say

本当に減量できるのだろうか？

ピルを服用したり、パッチを貼り付けたり、クリームを塗ったりするだけで体重を減らすことができれば、それは素晴らしいことですね。しかし、残念ながら、あなたの生活習慣を変えずに体重を減らすことはできません。

医師、栄養士、その他の専門家は、体重を減らすための最善の方法は、カロリー摂取を制限し、より積極的に身体を動かすことであると合意しています。FDAに認可された体重減少を助ける薬を飲んでいる場合であっても、このことは変わりません。ほとんどの人にとって減量上の合理的な目標は、週当たり約１ポンド(450g)であり、その方法は次のとおりです。

- 食事量を１日あたり約500kcal減らす
- 栄養価の高いさまざまな食品を食べる
- 定期的に運動する

健康的な食事の詳細については、Nutrition. gov, ChooseMyPlate.gov またはWeight-control Information Networkにアクセスしてください。

減量広告の真相

注意すべき主張は次のとおりです。

食事療法や運動なしで体重を減らす！

健康的な体重を獲得するためには努力が必要です。努力なしで奇跡的な結果を約束する製品は、全て無視してください。あなたが減らすことになる唯一のものは、お金です。

好きな食べ物をどんなに食べても体重が減少する！

食べたいと思ういかなる高カロリー食品を食べても体重を減らすことができる、と主張しているいかなる製品にも注意してください。減量するためには、賢明な食品の選択を必要とします。健康的な野菜や果物でお腹をいっぱいにすることで、容易に太りやすいスイーツやスナック菓子にノーといいやすくなり

no to fattening sweets and snacks.

Lose weight permanently! Never diet again!

Even if you're successful in taking weight off, permanent weight loss requires permanent lifestyle changes. Don't trust any product that promises once-and-for-all results without ongoing maintenance.

Just take a pill!

Doctors, dieticians, and other experts agree that there's simply no magic way to lose weight without diet or exercise. Even pills approved by FDA to block the absorption of fat or help you eat less and feel full are to be taken with a low-calorie, low-fat diet and regular exercise.

Lose 30 pounds in 30 days!

Losing weight at the rate of a pound or two a week is the most effective way to take it off and keep it off. At best, products promising lightning-fast weight loss are a scam. At worst, they can ruin your health.

Everybody will lose weight!

Your habits and health concerns are unique. There is no one-size-fits-all product guaranteed to work for everyone. Team up with your health care provider to design a nutrition and exercise program suited to your lifestyle and metabolism.

Lose weight with our miracle diet patch or cream!

You've seen the ads for diet patches or creams

ます。

恒久的に体重を減らす！二度とダイエットする必要がなくなる！

減量に成功したとしても、減量できた状態を維持するためには永続的なライフスタイルの改善が必要です。継続的なメンテナンスなしで、１回で全ての結果を約束する製品を信頼してはいけません。

錠剤（カプセル）を飲むだけ！

医師、栄養士、その他の専門家は、食事療法や運動なしで体重を減らす魔法の方法は存在しないことに合意しています。脂肪の吸収をブロックしたり、食べる量を減らす助けをしたり、満腹感を感じるのを助けたりするための薬としてFDAによって承認されている薬を使用するにしても、実際に減量効果を得るためには低カロリーで低脂肪の食事と定期的な運動が必要です。

30日間で30ポンド（13.5kg）減量できる！

週に１ポンド（0.45kg）または2ポンド（0.9kg）の割合で減量する速度が最も確実で、再肥満の可能性も低くなります。電光石火の減量を約束する製品は詐欺である可能性が高いと思ってください。最悪の場合、それらはあなたの健康を台無しにします。（筆者注　日本人肥満者の体重は米国人肥満者よりも少ないので、適切な減量ペースは月に１～２kgと考えた方が良い）

誰でも減量できる！

生活習慣や健康上の問題には個人差があります。すべての人に利くことを保証できる万能の製品はありません。生活習慣や代謝の個人差に応じた栄養と運動プログラムを設計するために、医療、栄養、健康運動の指導者資格を持つ専門家を上手に活用しましょう。

奇跡のダイエットパッチやクリームで体重を減らす！

　貼ったり塗ったりすれば脂肪が溶けてなくなるという広告を見たことがあると思います。でも、それ

that claim to melt away the pounds. Don't believe them. There's nothing you can wear or apply to your skin that will cause you to lose weight.

Acai Berry Supplements in the "News"

More and more, scam artists are exploiting people's trust in well-known news organizations by setting up fake news sites with the logos of legitimate news organizations to peddle their wares. In particular, sites claiming to be objective news sources may describe a so-called "investigation" of the effectiveness of acai berry dietary supplements for weight loss. These sites are a marketing ploy created to sell acai berry supplements.

Tainted Weight Loss Products

In the last few years, FDA has discovered hundreds of dietary supplements containing drugs or other chemicals, often in products for weight loss and bodybuilding. These extras generally aren't listed on the label — and might even be sold with false and misleading claims like "100 % natural" and "safe." They could cause serious side effects or interact in dangerous ways with medicines or other supplements you're taking.

The Skinny on Electronic Muscle Stimulators

You might have seen ads for electronic muscle stimulators claiming they will tone, firm, and strengthen abdominal muscles, help you lose weight, or get rock hard abs. But according to FDA, while these devices may temporarily strengthen, tone, or firm a muscle, no electronic muscle stimulator device alone will give you "six-pack" abs.

を信じてはいけません。着用したり、皮膚に塗布したりすることによって体重を減らすことができるものなど存在しません。

アサイベリーサプリメントの「ニュース」

自社の製品を売るために、多くの業者が報道ニュースサイトに似せたサイト（ホームページ）を開設し、人々を信じ込ませようとしています。そして、公的な機関が行ったかのように装って、実際には行っていない調査・実験結果を示し、例えば「アサイベリーサプリメントの減量における有効性が証明された」かのような偽のニュースを流します。これらのサイトは、単なる商品販売のための詐欺サイトです。

汚染された減量製品

ここ数年、FDAは、減量およびボディービルディングのためのサプリメントの多くが薬物または化学物質を含有していることを発見し、報告しています。多くの商品は、中には「100 %天然」とか「安全」だと宣伝している商品でさえ、これらの余分な物質が含まれていることをラベルに記載していません。これらは、単独で深刻な副作用を引き起こしたり、薬や他のサプリメントとの相互作用で危険な状態に陥ったりする可能性があります。

電気筋肉刺激装置でスリムに

電気筋肉刺激装置（EMS）によってお腹を引き締め、腹筋を強化し、減量を促進し、岩のように固い腹筋が獲得できるという広告を見たことがあると思います。FDAによると、これらの装置は、一時的に腹筋を強化し、腹部を引き締めるかもしれないが、それだけで6つに分かれた腹筋を手に入れる(腹筋を割る）ことはできません。

第9章 参考文献

Slentz CA et al.: Effects of the Amount of Exercise on Body Weight, Body Composition, and Measures of Central Obesity STRRIDE - A Randomized Controlled Study. ARCH INTERN MED 2004; 164: 31-39.

●付録

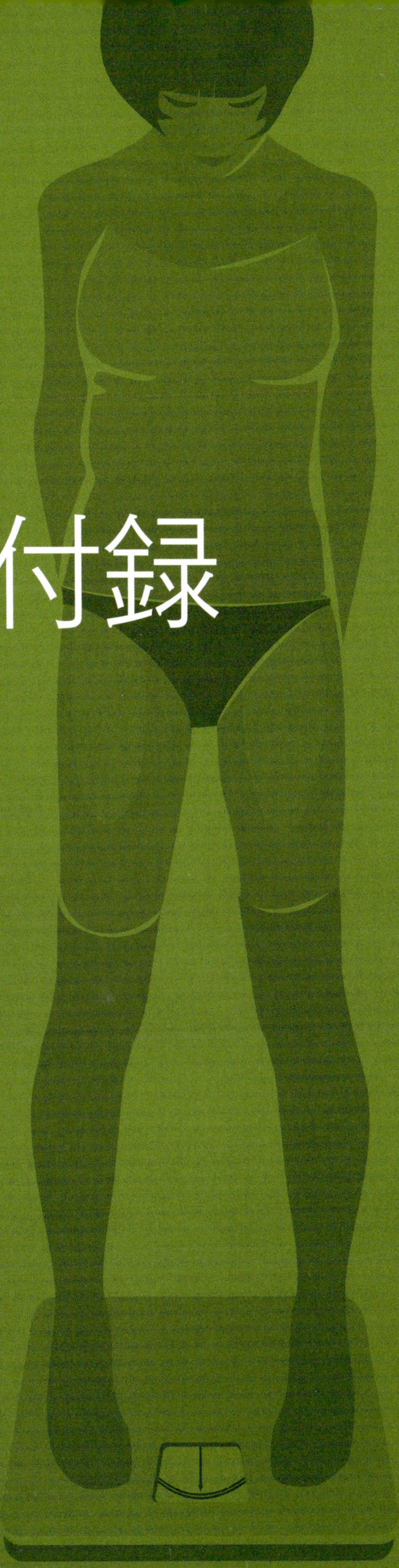

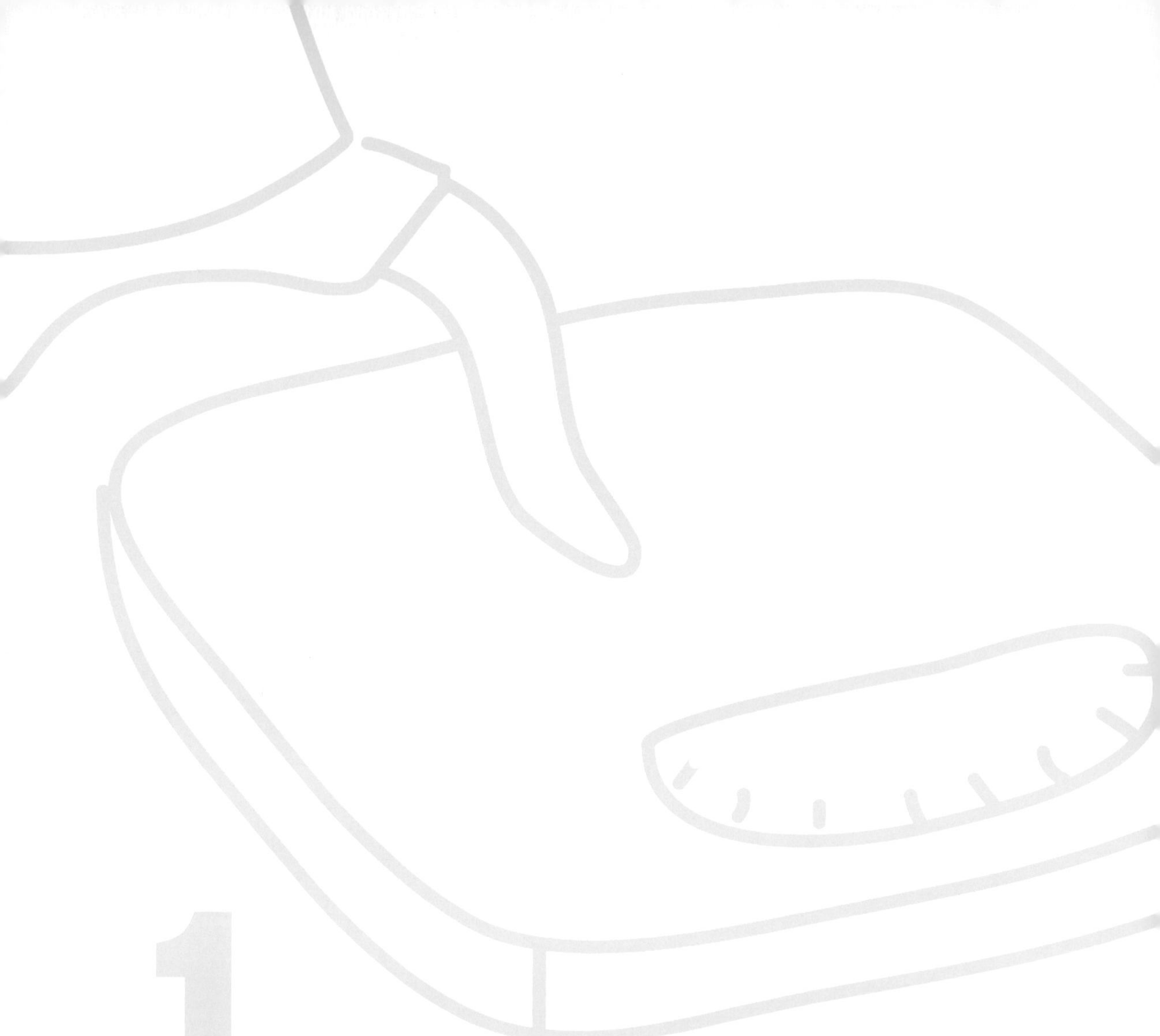

付録1
体重を計る

体重、ないしはBMIだけで、減量の必要性を判断するべきではありません。BMIが25を超えていて、かつ、内臓脂肪型肥満である場合、すでに肥満と関係した疾病や障害を有している場合、ないしは遺伝的に将来肥満と関連した疾病や障害を起こす可能性が高いと考えられる場合は、減量する必要があります。

また、健康という観点からは、BMIが18.5未満の場合は増量する必要があります。

しかし、日常的にBMIを計算したり腹囲を測定したりするのは面倒です。成人の場合は、身長は急激には変化しないので、体重を定期的に測定することによって、減量や増量の効果を判定するのが現実的です。

減量や増量の必要がある場合の体重の計り方

減量ないしは増量する必要がある場合は、最低でも、1日に1回は体重を測定しましょう。ただし、その際には、毎回同じ条件で測定する必要があります。一人ひとりの都合や好みもあると思うので、それにあわせて、毎回同じ時間帯に同じ条件で計ります。

具体的には、

・朝起きて、排尿をすませた後で、
　着替える際に下着のみで測定する

・夜寝る前に、排尿をすませた上で、
　お風呂に入る前に裸で測定する

などと決めて、同じ体重計を使用して測定します。そして、その測定結果をグラフ用紙に記録していきます。一般的な生活を送っている人の場合は、条件を一定にして体重計測を繰り返すことによって、肥満ないしはやせの変化傾向を確認することができます。

使用する体重計は、少なくとも100g単位で、できれば50g単位で計測できるものを使用してください。また、カーペットや畳などの柔らかい床の上で計測すると正確に測定できないこともあるので、ご注意ください。

計るだけダイエット

本書では、できるだけ「ダイエット」という言葉は使わないようにしていますが、ちまたで特定の意味で使われている場合は、その意味を定義した上で使用します。

テレビ番組でも取り上げられた「計るだけダイエット」とよばれる減量方法があります。ここでの「ダイエット」の意味は「減量」で、間違った使い方です。本来は「計るだけ減量法」とよぶべきでしょう。実際には「計る」だけでは減量できませんが、この方法は「グラフ化体重日記」とよばれ、減量や増量効果が期待できることが医学的にも明らかになっています。

具体的には、年間を通して1日に2回（4回の場合もある）体重を計り続けるというものです。なぜ体重を計ることが減量ないしは増量につながるのでしょうか？

当然のことですが、朝計った体重よりも、夜計った体重の方が重くなります。しかし、その増加の程度は、日によって異なります。あまり増えない日もあれば、大幅に増える日もあります。そこで、体重の増加が多い日は、その原因を分析します。ここがこの減量（増量）方法のミソです。

減量が必要な場合は、体重が多く増えた日の行動を振り返り、その体重増加の原因と考えられる行動を今後できるだけ繰り返さないように努力します。例えば、今日はたまたま仕事帰りに同僚とカフェによってケーキセットを食べたとか、飲酒を伴う会食の後でラーメン店に寄ったとか、家族と食べ放題の店に行ったなどの体重増加の原因を分析し、そういった行動を今後できるだけ排除するのです。排除することが困難な場合には、計画的に飲食するものや量を選んだりするようにするわけです。増量が必要な場合には、反対に、そのような行動を繰り返せばよいことになります。

しかし、性格によっては、この方法は役に立たないこともあります。例えば、毎回の条件をそろえて体重測定を繰り返すことができない人、体重の増加の原因を客観的に分析することができない人、体重増加の原因をやめる（続ける）ことができない人、計画的な飲食行動ができない人などです。

体水分が2kg増加する人もいる 月経周期に注意

女性の場合は、月経を引き起こしているホルモンの影響で、周期的に体重が増減することがあります。

月経が始まる約２週間前頃から体重は増加し始めます。これは、月経前に卵巣から多く分泌される黄体ホルモン（プロゲステロン）という女性ホルモンによって起こります。黄体ホルモンの分泌が増えると、出血などによる栄養不足を補うために身体は栄養を補充しようと働いたり、細胞に水分・塩分を蓄えたり、脂肪の代謝を遅らせ蓄えようとしたりする性質があるため、月経前は体重が増えやすくなります。1〜3kg体重が増える人もいます。特に、体水分の増加の影響が大きく、人によってはこの体水分の増加だけで2kgも体重が増加することもあります。ただし、この増加は、月経が終わると元に戻ります。

食欲や、実際の食事量や間食量が変化しているわけでもないのに、月経周期に合わせて体重が増減している場合は、主に水分量の増加であり、心配はいらないので、その変化を差し引いてグラフ上の体重の変化を分析します。

しかし、月経周期に合わせて食欲が変化している可能性が高い場合は、そのことを含めてグラフ上の体重の変化を分析する必要があります。そして、特に月経前の数日に多く食べる傾向がある場合は、食べることを我慢するのではなく、食べなくてもすむように行動を修正したり（食べること以外に熱中できることを見つけるなど）、多く食べる分を消費できるように身体活動量を増加させたりするようにします。

身体組成の変化を 定期的に確認する

以上の方法があてはまるのは、普通の生活を送っている人に限られます。厳しい食事制限をしている人の場合は、除脂肪組織が大幅に減ってしまうので、体重減少は体脂肪のみの減少とは限りません。また、骨格筋量を増加させるようなレジスタンストレーニング（筋力トレーニング）を多量に行っている人の場合では、当然、体重増加の主な原因は、骨格筋量の増加であって、体脂肪の増加ではない可能性が高いので、この場合も、体重だけでは、体脂肪量の変化を知ることはできません。このような場合は、毎回の測定条件をそろえた上で、体脂肪率（身体組成）の変化を確認する必要があります。

生体インピーダンス法による身体組成の測定に

は、大きな誤差を伴うことを解説しました。ですから、測定の数値を絶対視することは危険です。しかし、体重の場合と同様、毎回の測定条件をそろえれば、変化を確認することはできます。

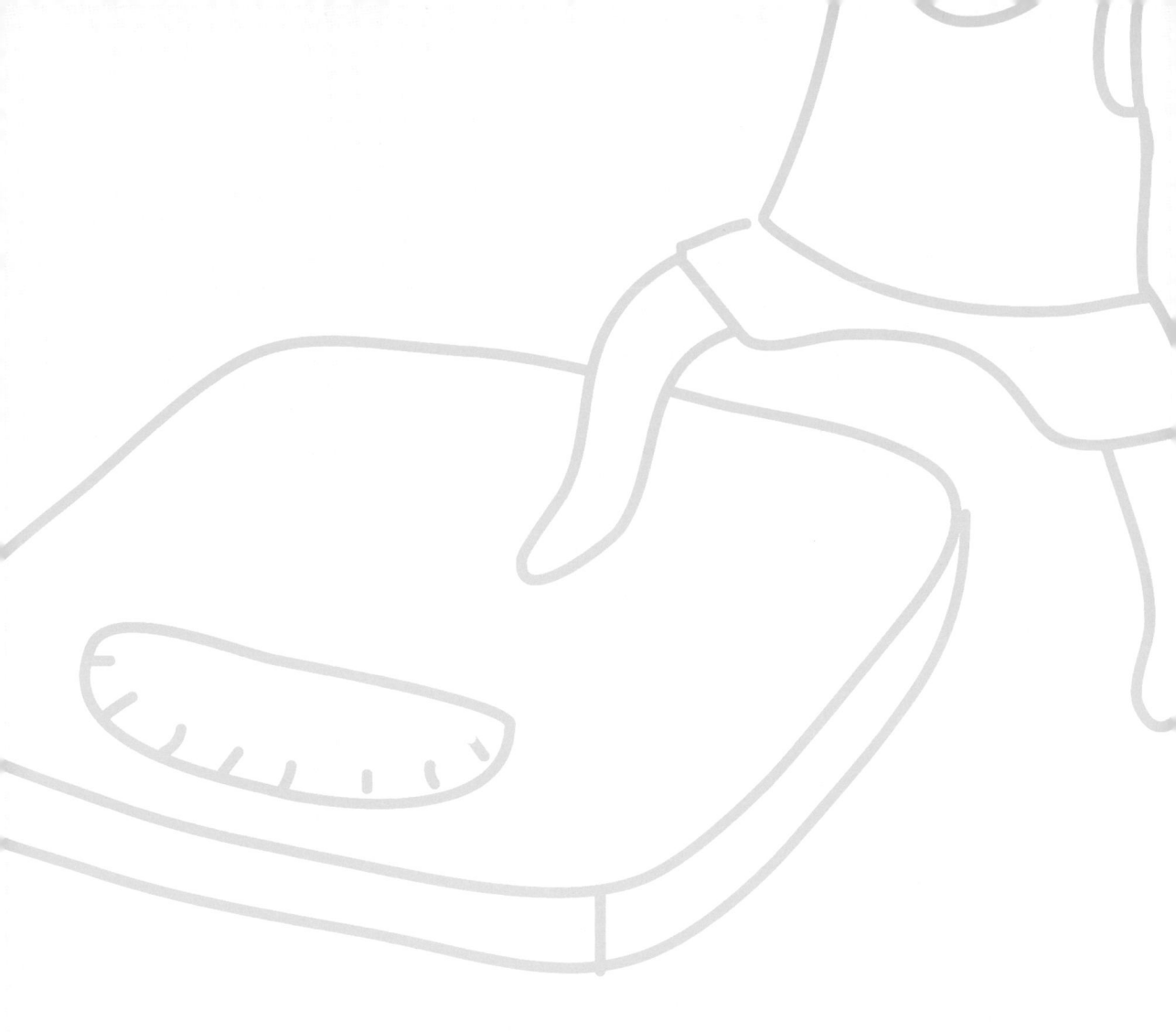

測定の際に特に注意しなければいけないのは、体水分量ないしは体水分の分布の変化でしたね。

体重測定の場合は、

・朝起きて、排尿をすませた後で、
　着替える際に下着のみで測定する
・夜寝る前に、排尿をすませた上で、
　お風呂に入る前に裸で測定する

が推奨できる条件でした。

しかし、身体組成の測定の場合は、朝はおすすめできません。なぜなら、夜に横になって寝ることによって体水分の分布が変化してしまっているからです。体水分の分布が変化すると身体の電気抵抗（インピーダンス）が変化してしまいます。単純なことですが、水分は低い方に流れていきますから、立位でいると体水分は下半身に多く分布しますが、横たわっていると全身に均等に分布します。また、多くの身体組成計は、体重計もかねているので、立位で計ることを想定して中の計算式がつくられています。

もし、夜の入浴前に測定することが困難な場合でも、「起床後、食事後、入浴後」は、少なくとも2時間以上たってから測定します。そして、

・二日酔いの時
・運動をした後
・発熱や下痢など体調が悪い時
・多量に発汗している時

などは、測定誤差が大きくなるので避ける必要があります。

付録2 身体活動量の記録用紙

身体活動量（kcal）＝合計のMETs・時×あなたの体重（kg）

	活動内容 （原則1コマが「1METs・時」になるように記入する）				
○月　×日（月）	（記入例）　台所の手伝い			散歩	
月　　日（火）					
月　　日（水）					
月　　日（木）					
月　　日（金）					
月　　日（土）					
月　　日（日）					
第１週の合計					
月　　日（月）					
月　　日（火）					
月　　日（水）					
月　　日（木）					
月　　日（金）					
月　　日（土）					
月　　日（日）					
第２週の合計					
週当たりの平均（第１週と第２週の平均）					

減量プログラムの初期段階では1,200kcal/週、維持段階では2,000kcalの増加を目指す必要があります。まずは、普段の身体活動量を記録して評価した上で、それに+1,200kcal/週、ないしは+2,000kcal/週になるように身体活動量を増加させます。なお、計算に含めてよいのは3METs以上の身体活動のみです。

				合計	体重 0.0 または 0.00 単位	身体活動量
				5 METs・時	50.00 kg	250 kcal
				METs・時	. kg	kcal
				METs・時	. kg	kcal
				METs・時	. kg	kcal
				METs・時	. kg	kcal
				METs・時	. kg	kcal
				METs・時	. kg	kcal
				METs・時	. kg	kcal
				METs・時	. kg	kcal
				METs・時	. kg	kcal
				METs・時	. kg	kcal
				METs・時	. kg	kcal
				METs・時	. kg	kcal
				METs・時	. kg	kcal
				METs・時	. kg	kcal
				METs・時	. kg	kcal
				METs・時	. kg	kcal

付録3 1METs・時に必要な時間（分）

「1METs・時」に必要な時間	METs	生活活動	
20分	3	普通歩行（平地、67m/分、犬を連れて）、電動アシスト付き自転車に乗る、家財道具の片付け、子どもの世話（立位）、台所の手伝い、大工仕事、梱包、ギター演奏（立位）	
18分	3.3	カーペット掃き、フロア掃き、掃除機、電気関係の仕事：配線工事、身体の動きを伴うスポーツ観戦	
17分	3.5	歩行（平地、75～85m/分、ほどほどの速さ、散歩など）、楽に自転車に乗る（8.9km/時）、階段を下りる、軽い荷物運び、車の荷物の積み下ろし、荷づくり、モップがけ、床磨き、風呂掃除、庭の草むしり、子どもと遊ぶ（歩く/走る、中強度）、車椅子を押す、釣り（全般）、スクーター（原付）・オートバイの運転	
16分			
15分	4	自転車に乗る（≒16km/時未満、通勤）、階段を上る（ゆっくり）、動物と遊ぶ（歩く/走る、中強度）、高齢者や障がい者の介護（身支度、風呂、ベッドの乗り降り）、屋根の雪下ろし	
14分	4.3	やや速歩（平地、やや速めに＝93m/分）、苗木の植栽、農作業（家畜に餌を与える）	
13分	4.5	耕作、家の修繕	
13分			
12分	5	かなり速歩（平地、速く=107m/分））、動物と遊ぶ（歩く/走る、活発に）	
11分			
11分	5.5	シャベルで土や泥をすくう	
10分	5.8	子どもと遊ぶ（歩く/走る、活発に）、家具・家財道具の移動・運搬	
10分	6	スコップで雪かきをする	
9分			
9分			
9分			
8分			
8分	7.8	農作業（干し草をまとめる、納屋の掃除）	
8分	8	運搬（重い荷物）	
7分	8.3	荷物を上の階へ運ぶ	
7分	8.8	階段を上る（速く）	
7分			
6分			
6分			
6分			
5分			

	METs	運動
	3	ボウリング、バレーボール、社交ダンス（ワルツ、サンバ、タンゴ）、 ピラティス、太極拳
	3.5	自転車エルゴメーター（30〜50ワット）、 自体重を使った軽い筋力トレーニング（軽・中等度）、体操（家で、軽・中等度）、 ゴルフ（手引きカートを使って）、カヌー
	3.8	全身を使ったテレビゲーム（スポーツ・ダンス）
	4	卓球、パワーヨガ、ラジオ体操第1
	4.3	やや速歩（平地、やや速めに=93m/分）、ゴルフ（クラブを担いで運ぶ）
	4.5	テニス（ダブルス）＊、水中歩行（中等度）、ラジオ体操第2
	4.8	水泳（ゆっくりとした背泳）
	5	かなり速歩（平地、速く=107m/分）、 野球、ソフトボール、サーフィン、バレエ（モダン、ジャズ）
	5.3	水泳（ゆっくりとした平泳ぎ）、スキー、アクアビクス
	5.5	バドミントン
	6	ゆっくりとしたジョギング、ウェイトトレーニング（高強度、パワーリフティング、 ボディビル）、バスケットボール、水泳（のんびり泳ぐ）
	6.5	山を登る（0〜4.1kgの荷物を持って）
	6.8	自転車エルゴメーター（90〜100ワット）
	7	ジョギング、サッカー、スキー、スケート、ハンドボール＊
	7.3	エアロビクス、テニス（シングルス）＊、山を登る（約4.5〜9.0kgの荷物を持って）
	8	サイクリング（約20km/時）
	8.3	ランニング（134m/分）、水泳（クロール、ふつうの速さ、46m/分未満）、ラグビー＊
	9	ランニング（139m/分）
	9.8	ランニング（161m/分）
	10	水泳（クロール、速い、69m/分）
	10.3	武道・武術（柔道、柔術、空手、キックボクシング、テコンドー）
	11	ランニング（188m/分）、自転車エルゴメーター（161〜200ワット）

※試合の場合

付録 4

付録4-1 身体活動のリスクに関するスクリーニングシート

（健康づくりのための身体活動基準2013より）

保健指導の一環として身体活動（生活活動・運動）に積極的に取り組むことを検討する際には、このスクリーニングシートを活用してください。

参考　Physical Activity Readiness Questionaire（PAR-Q）

	チェック項目	回答	
1	医師から心臓に問題があると言われたことがありますか？（心電図検査で「異常がある」と言われたことがある場合も含みます）	はい	いいえ
2	運動をすると息切れしたり、胸部に痛みを感じたりしますか？	はい	いいえ
3	体を動かしていない時に胸部の痛みを感じたり、脈の不整を感じたりすることがありますか？	はい	いいえ
4	「たちくらみ」や「めまい」がしたり、意識を失ったことがありますか？	はい	いいえ
5	家族に原因不明で突然亡くなった人がいますか？	はい	いいえ
6	医師から足腰に障害があると言われたことがありますか？（脊柱管狭窄症や変形性膝関節症などと診断されたことがある場合も含みます）	はい	いいえ
7	運動をすると、足腰の痛みが悪化しますか？	はい	いいえ

「はい」と答えた項目が1つでもあった場合は、身体活動による代謝効果のメリットよりも身体活動に伴うリスクが上回る可能性があります。

身体活動に積極的に取り組む前に、医師に相談してください。

すべて「いいえ」であった場合は、次の「運動開始前のセルフチェックリスト」を確認した上で、健康づくりのための身体活動（特に運動）に取り組みましょう。

付録4-2
運動開始前のセルフチェックリスト

（健康づくりのための身体活動基準2013より）

健康づくりのための運動に取り組むときには、体調の確認が大切です。
自分でチェックする習慣をつけましょう。

昭和63年度 日本体育協会「スポーツ行事の安全管理に関する研究」より引用改変

	チェック項目	回答	
1	足腰の痛みが強い	はい	いいえ
2	熱がある	はい	いいえ
3	体がだるい	はい	いいえ
4	吐き気がある、気分が悪い	はい	いいえ
5	頭痛やめまいがする	はい	いいえ
6	耳鳴りがする	はい	いいえ
7	過労気味で体調が悪い	はい	いいえ
8	睡眠不足で体調が悪い	はい	いいえ
9	食欲がない	はい	いいえ
10	二日酔いで体調が悪い	はい	いいえ
11	下痢や便秘をして腹痛がある	はい	いいえ
12	少し動いただけで息切れや動悸がする	はい	いいえ
13	咳やたんが出て、風邪気味である	はい	いいえ
14	胸が痛い	はい	いいえ
15	（夏季）熱中症警報が出ている	はい	いいえ

運動を始める前に1つでも「はい」があったら、今日の運動は中止してください。

すべて「いいえ」であれば、無理のない範囲で*運動に取り組みましょう。

＊運動中に「きつい」と感じる場合は、運動強度が強すぎるかもしれません。適切な運動強度を知るためにも、自分で脈拍数を確認する習慣をつけましょう。

（例）あなたが、40〜50歳代で脈拍数が145拍/分以上になるようなら、その運動は強すぎる可能性があります。

＊無理は禁物です。運動中に「異常かな」と感じたら、運動を中止し、周囲に助けを求めましょう。

（注）このセルフテストでは、わかりやすくするために「運動」としていますが、生活活動（運動以外の身体活動）の場合も、強度が強い場合は同様の注意が必要になります。

【著者紹介】

西端 泉(にしばた いずみ)

川崎市立看護短期大学 教授。
三重大学教育学部保健体育科卒業。米国インディアナ州立Ball State University大学院修士課程、東京大学大学院教育学研究科体育学専攻修士課程修了。三重大学医療技術短期大学部助教授、川崎市立看護短期大学助教授、准教授を経て、現職。

主な研究テーマ:
高齢者の体力・健康を維持・増進するためのレジスタンス・トレーニング
安全性を優先した健康づくり運動の開発
ガンの運動リハビリテーション

主な著書:
小澤治夫、西端泉著「最新フィットネス基礎理論」2014 日本フィットネス協会
西端泉著「フィットネス指導者のためのキネシオロジー」2010　ラウンドフラット
西端泉監訳「ストレッチングアナトミー」2009 医学映像教育センター
小澤治夫、西端泉著「フィットネスハンディノーツ」2009 日本フィットネス協会

本書に関するご意見、ご感想をお聞かせ下さい。
customer@roundflat.jpまでEメールでお寄せ下さい。
お待ちしております。

カバー・本文デザイン＝山口義広
DTP協力＝田邉治樹
イラスト＝東藤拓杜
CG制作＝細貝駿

もうダイエットはやめよう!
ボディウェイト・コントロール
健康のための体重調節

発行日　2014年10月30日
著者　西端　泉
発行者　大内　実
発行所　有限会社ラウンドフラット
〒162-0064 東京都新宿区市谷仲之町2-44-701
電話(03)3356-5726／FAX(03)3356-5736
URL http://www.roundflat.jp/
印刷所　三報社印刷株式会社

ISBN 978-4-904613-26-9